自分を傷つけることで生きてきた

自傷から回復するための心と体の処方箋

村松英之
きずときずあとのクリニック院長

KADOKAWA

はじめに

体と心に大きな傷を負った人たちとの出会い

はじめまして。村松英之と申します。私は東京で形成外科医をしています。

形成外科をご存じですか？　形成外科では、体を覆《おお》う皮膚表面の病変を扱います。たとえば、怪我によってできた切り傷、やけどによるひきつれ・ケロイド、腫瘍になる恐れのあるほくろや粉瘤《ふんりゅう》などが治療対象です。

ほかには、美容外科を扱ったり、癌《がん》や手術でなくなってしまった乳房や顔の部位を再建したり、生まれつき唇が割れている口唇口蓋裂《こうしんこうがいれつ》なども治療を行っています。

つまり、外科手術によって体の機能をなるべくもとに戻し、身体活動の幅を広げたり、皮膚組織の見た目をきれいに整えて、患者さんが前向きに過ごせるようサポートをするのが、私の仕事です。

そのなかでも、私が注力しているのがリストカット、アームカットなどの切り傷、刺し傷や根性焼きのやけどといった、自傷行為の傷跡治療です。

もとは、怪我ややけどの傷跡に悩む患者さんを中心に診ていたのですが、クリニック名に「きずあと」というキーワードが入っていたことから、全国から自傷行為の傷跡に悩む患者さんが、私のクリニックに相談しに来てくれるようになりました。

傷跡の治療を前面に掲げる形成外科がまだ少ないこともあり、「ここならなんとかしてくれるのでは」と一縷《いちる》の望みをかけてくれたのでしょう。

予想を超える数の自傷痕《じしょうこん》で悩む患者さんから相談を受けるようになり、最初は私にもとまどいがありました。

自傷行為は一般的には精神科・心療内科の医師が診る領域ですから、形成外科医の立場からどう対処すればいいのかわからなかったのです。

それでも、傷跡にからむ悩みであれば、自分にだって何かできることはあるはずだ。

自傷痕の治療を引き受けようと腰を据えた私は、まずは傷跡を丁寧に診ることから始めました。

自傷行為が続いている患者さんが応急処置を求めてきた際には「よく来てくれましたね」と伝え、切ったばかりの傷をしっかり縫合する。傷をただ縫ってとじるのではなく、ひきつれがなくきれいに治るように縫い、体をいたわることの心地よさを少しでも感じられるようにしました。

また、傷跡で悩む患者さんには、いま何に困っているのか、なぜ自傷行為をしてきたのか、患者さん自身の声に耳を傾けてきました。

並行して、自傷行為の心理的メカニズムや治療理論、対処法を精神科の医師の先生から学び、外科治療に取り入れてきました。

形成外科医だからこそ並走できる

そんな経緯もあり、いまではクリニックで扱うおもな悩みのひとつが「自傷痕」

になりました。来院する患者さんのうち、約10人に1人は自傷痕の治療目的で当院を受診しています。

患者さんの話に耳を傾けるなかで、気づいたことがあります。

自傷行為は誰かに構ってほしいというアピール目的ではなく、行き場のない怒りや悲しみ、ストレスの解消法として行っている人が多いということ。患者さんは切っている最中も乗り越えた後も、深い罪悪感や恥の意識に悩まされていること。

10代だけではなく、もっとその先の年代でも隠れて続けている人がいること。または大人になってから自傷行為を始めた人も少なくないこと。

そして、自傷行為に寄り添えるサポート機関がまだまだ足りないこと。

いま、自傷行為に携わってきた医師たちをはじめとする医療者の啓発活動がようやく実を結び、自傷行為を相談できる病院、相談機関は徐々に増えてきました。しかし、それでも自傷行為の治療を目的に精神科・心療内科を受診する人は、患者さん全体のほんのごく一部にとどまります。

また、自傷行為から回復しつつある段階、自傷行為をやめ安定した日常生活を送る段階では、精神科に行っても悩みの解決につながるようなサポートが得られにくい現状があります。

傷跡が気になると相談しても「しょうがないですよね」と言われてしまう。

過去の自傷行為を身近な人に告げるかどうかに対して、何もアドバイスをもらえない。

専門機関に行っても助けにならない経験を繰り返し、途方に暮れている患者さんをたくさん見てきました。

生傷が絶えない人にも、傷跡を抱えて生きる人にも、並走してくれる誰かが必要です。

精神科から足が遠のいている患者さんの悩みに、形成外科医だからこそ寄り添えるのではないか。そうした思いから筆を執《と》ることにしました。

他の人の経験があなたの役に立ちますように

本書は、私が主宰している日本自傷リストカット支援協会にサポーターとして加入している、かつて自傷行為をしていた人、またはいまも自傷行為を続けている人、傷跡治療に踏み切った人に取材を行い、その声をもとに内容を構成しています。

第1章では、なぜ自傷行為をするのか「痛みの持つ効果」の観点から考えてみます。自傷患者さんには何かしらそれを必要とする理由があるはずです。自傷行為との付き合い方、手放し方を考えるために、複数の体験談から「自傷の効能」に迫り回復のヒントを探していきます。

第2章では、傷との付き合い方、隠し方について形成外科の知見をもとに解説しています。

傷を早く治すための対処法、病院に行くタイミング、傷の隠し方など、傷とほどほどに付き合うための生活のコツをお伝えします。

第3章では、傷と付き合ううえで必要となる、医療機関へのかかり方や誰かに助けを求める方法について扱います。

自分を傷つける生き方からの回復には、専門家や相談できる誰かとのつながりを増やし、いまいる環境を調整することが肝要です。相談すること、話すことが苦手な方の手助けとなるポイントをまとめました。

第4章では、傷跡を人に打ち明けることについて取り上げます。

自傷行為をしている最中も、やめた後も、自分を傷つける行為は周囲の人に長らく大きな影響を及ぼします。

人とのつながりのなかで自傷痕をどう扱うべきか、複数の方の体験談から考えてみます。

第5章では、傷跡の治療法について解説しています。レーザー治療から外科手術まで、現在、治療効果がある程度見込める方法を取り上げます。

傷跡を受け入れるべきか、消すべきか。答えのない問いに立ち向かった患者さんの体験談から、傷跡治療のリアルとその先の未来について考えています。

自傷行為からの回復の仕方、傷跡の治療方法はその人その人によって最適解が異なります。

そこに正解はありません。傷を受け入れて生活している人もいれば、外科手術をして傷跡を治す道を選ぶ人もいます。自傷していた過去を周囲の人に明かす人もいれば、誰にも言わない人もいます。

ですから、本書は自傷している人や傷跡に悩む人に、こうしなさいと指示したり、こうなりなさいと勧めるものではありません。いまの悩みにちょうどよさそうなところだけをつまみ食いして読む、そんな使い方がお勧めです。

つまみ食いするなかで、ちょっとだけ読んだ他の人の経験が役に立ったり、抱えている悩みの解決の糸口になったりするかもしれません。

苦しみに立ち向かってきた他の人たちの言葉を通じて、自分の状況を客観的に整理したり、言葉にして助けを求めるための突破口が見つかるかもしれません。

そしてもしあなたが、自分はもうダメだと絶望のただなかにひとり佇《たたず》むとき、ほんのちょっと先の希望を思い出すことで、いまに踏みとどまる支えになれるかもしれません。

＊

傷とは、外部からの攻撃を受けて皮膚組織が損傷した、体のなかでももろい部分です。しかし、弱い部分を守ろうとしてできた傷跡は、固くこわばっていて、他の組織よりもずっと頑丈です。

同じように、自傷とともに生き延びてきた患者さんには、他の人には想像できないようなとてつもない強さとパワーがあると私は信じています。

自傷行為について考えるために、患者さんが生き抜いてきた環境や、抱えているさまざまな困難を中心に扱いますが、それはその人の「弱さ」を取り上げるということではありません。

むしろ、その生きづらさを乗り越える過程で身につけた、底知れない強さ、秘めた力にこそ、触れたいと思います。

傷とともに、そして傷跡とともに生きること。本書を通じて、それについてみなさんと一緒に考えられたら嬉しいです。

目次

第2章 傷と〝ほどほどに〟付き合うために 59

第4章 そして周囲との関係を結び直す

第5章 傷跡を手放すこと、手放さないこと 173

ブックデザイン　坂川朱音（朱猫堂）
装画　神田ゆみこ
編集協力　遠山怜（penlight）
ＤＴＰ　思机舎
校正　山崎春江

本文内に登場する氏名は個人情報保護の観点からすべて仮名としています。
また、一部内容には脚色が加えられています。

第1章

自分を傷つけることで生きてきた

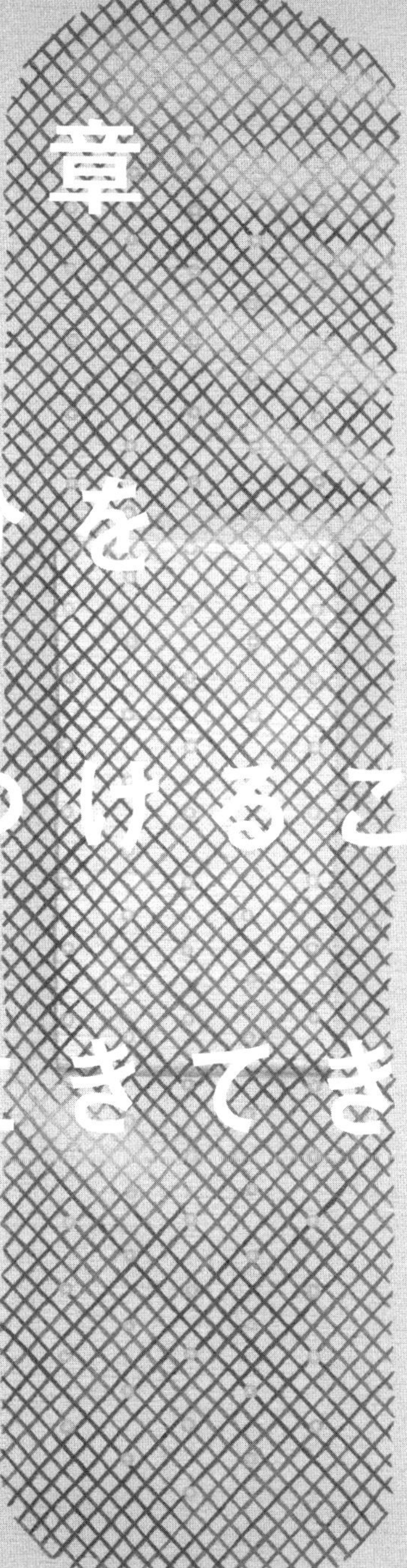

なぜ、自分を傷つけてしまうのか。

どうしてやめられないのだろうか。


自傷行為が周囲の人に知られるようになると、「なぜ？」「どうして！」とその理由を説明するように求められることがあります。

もしかしたら、患者さん自身もその理由を説明できないけれども、自分にはやめられないということだけは事実として強く自覚しているかもしれません。

または、説明したところで否定されるとわかっているからこそ、言っても無駄だと諦めて口を閉ざしているかもしれません。


「理由なんてどうでもいい。でも、いまの私には自傷が必要なんだ、これなしにはやっていられない、私が頼れるのは自傷だけ」

そんなふうに固く決心している患者さんもいます。

でも、どうして自分を傷つける行為を必要とするのでしょうか？

周りの人がなんて言うのかもわかっているし、傷跡が残ることのデメリットも理解している。それなのに、やめられない。

じつは私自身も、自傷行為に悩む患者さんが、なぜ自分で自分を傷つけるのか、ずっと疑問に思っていました。

私が最初に自傷行為をする患者さんと出会ったのは、総合病院の夜間救急外来で勤務医として働いていたときです。

お腹が痛い、急に意識を失ってしまった、ヤカンを引っ掛けてやけどしてしまった、階段から落ちて骨折してしまった、食物中毒を引き起こしてしまった――乗り込んでくる救急車やタクシーが変わるごとに、そのなかにいる患者さんの症状は目まぐるしく変わり、医師は患者さんの容態をすばやく把握して対応するために院内を駆けずりまわり、まるで野戦病院のようなありさまでした。

そのなかに「自分で深く手首を切ってしまった」と言って運ばれてくる患者さんが確かにいたのです。

いまでもよく覚えているのは、患者さんのそのときの表情です。

体の神経が露出するほどの深い傷を負い、血が止まらない状態にもかかわらず、患者さんはどこかぼうっとしたような、または平然とした表情を浮かべていることが多かったのです。

隣のベッドにいる他の患者さんは、しきりに痛みを訴え苦悶《くもん》の表情を浮かべているにもかかわらず、自傷行為で外来を訪れた患者さんは、何かをやり切った後のようなスッキリした様子で横たわっていました。

ご本人よりも付き添いで一緒に来たご家族の方のほうがずっと慌てふためいていて、その不思議な対比をよく覚えています。

これはいったい、何が起きているのでしょうか。

痛みが気持ちを楽にしてくれた

その理由は、診察室で患者さんに自傷行為を始めたきっかけを尋ねるなかで見えてきました。患者さんは、おおよそ次のように話してくれます。

「その当時、親や友人との関係に疲れていて、心がとにかく痛くて壊れてしまいそうだった。なんとなく腕を傷つけたら、軽い痛みが走り、そのとき、気持ちがそっちにいって、心が楽になったような気がしたんです」

また、別のある患者さんはこう言います。

「自分のなかにずっとモヤモヤしたものがあったんです。悔しいとか悲しいとか、でもそれがなんなのかわからない。このごちゃごちゃした気持ちから解放されたい。そう思ったとき、気がついたらカミソリで自分の腕を切っていました」

さらに、別の患者さんはこう説明します。

「切った後は、ぼうっとしてました。それまでは、本当に心が苦しくて涙が止まらなかったのに、切ったらピタッと収まって。なんだろう、自分を許せない気持ちや、他人を許したくない気持ちが、全部なくなったみたい」

このように、自傷による体の痛みが心に作用し、「解放された」「楽になった」「涙が止まった」と、なんらかの精神的な効果を感じている人が非常に多いのです。

それと同時に、患者さんは自傷行為をする前に、ごちゃごちゃした感情の絡まりや行き場のない強い憤《いきどお》り、身を揺るがすほどの大きな感情の高まりを経験していることが見て取れます。

自分を傷つけることが心の痛みにどう作用するのか、もう少し詳しく知るために渡辺紀世子《きよこ》さんの実体験をお借りして、見てみましょう。彼女は21歳の頃から自傷行為を始め、20年近く自傷行為を心の頼りにして生きてきました。

渡辺紀世子さんのケース

「きっかけは、大失恋をしたことでした。心のよりどころだった大好きな人に別れを告げられて、心が限界状態になってしまって。苦しくて、自分が壊れてしまいそうだった」

心の痛みに耐えかねた渡辺さんが、ふと机の上を見ると文房具入れにカッターがありました。何気なくカッターを手に取り、試しに手首をほんのちょっと薄く切ってみると、かすかな痛みが走った。すると、渡辺さんはあることに気がついたのです。

「手首を切ってジンジンした痛みが出てくると、不思議と注意がそっちに向かったんです。それまでは頭のなかで『なんで?』『どうして?』『ひとりにしないで』『ひどい』って言葉が渦巻いていて、胸が苦しかったのに、切ったらそれを感じなくなった。あれ、何か気持ちが楽になってるって、そのとき感じたんです」

「いつしか、仕事に強いプレッシャーを感じているとき、人間関係がうまくいかず精神的に苦しいときに手首を切るようになりました。いっぱいいっぱいの頭からガス抜きするためには、切るしかなかったんです」

人は痛みの感覚に非常に敏感で、叩かれたり、つねられたりと痛覚が刺激されているときは、すぐにそれに気づき「痛い」と感じます。

痛みは体のどこかが損傷していて、生命の危機に瀕しているサインでもあります。死が迫っているとき、痛みより他の感覚に注意を向けていたら命取りになります。人類は、こうした痛みに神経を集中させ防御行動に移すことで生き延びてきました。この「痛みへの過集中」は、現代を生きる私たちにも受け継がれています。

たとえば何かの拍子に足をぶつけて強烈な痛みに耐えているとき、直前に何を考えていたのか忘れてしまった経験はありませんか。これは痛みによって、神経の過集中が起きる一例です。

この**「痛みによる過集中」を自傷患者さんは、心の痛みを忘れるため意識的あるいは無意識的に利用している**ことが、渡辺さんのエピソードから見て取れます。

言葉にできないような強い衝動、何に苦しんでいるのか自分でもわからないような感情の絡まりを、なんとか早く脱したい。一瞬でいいから忘れたい。この苦しみを自分でなんとかして、「ちゃんとしたいつもの私」に戻りたい。

自傷行為は、パンクしそうな頭のなかや、いっぱいいっぱいになっている気持ちから注意をそらし、なんとか「いま・ここ」に戻ってくるスイッチとして機能しているのです。

痛みを与えることで別の痛みから注意をそらす。それはあたかも蚊《か》に食われて痛痒《いたがゆ》い皮膚をつねったり叩《たた》いたりして、痛みが引くまでまぎらわすことに似ています。

心のなかにある「名前のつかない感情」

患者さんが自傷していた当時のことを振り返る際、「モヤモヤしていた」と表現することがあります。

このモヤモヤについて、早見瑠奈《るな》さんのエピソードから追体験してみましょう。

早見瑠奈さんのケース

彼女が自傷行為を始めたのは大学生のときでした。

大学では二人の友人がいて、大学内の講義や実習ではいつも一緒に行動していました。あるとき、ふと早見さんは友人二人との会話に違和感を覚えるようになりました。

「自分だけが仲間外れにされている感覚がありました。二人がよく知っていることを私だけ知らず、会話についていけないことが何度かあって、裏で二人だけでやり取りしていると勘づくようになりました。それでだんだん、一緒にいると苦しくなってしまって。私なんて、ここにいないほうがいいんじゃないかって」

　自分は必要とされていないのではないか。胸に生じた黒いわだかまりは次第に大きくなり、早見さんは友人の些細《ささい》な言動をもとに疑いを強めていきました。そんなとき、大学の心理学の講義で、自分で自分を傷つける行為を知りました。

「そういう方法があるんだと知って、試しにちょっとだけ腕を切ってみたら、とてもスーッとしたんです」

「それまでは、友人に対する不信感やどうしてこんなことするのって怒りもあった。そのモヤモヤした感じが、切ることでスッとなくなったんです」

「それからは心が限界になったときに切るようになりました。破裂しそうな心に、最初に自傷をしたときに感じた、あのスッとした清涼感がほしかったんです」

自傷行為に悩む患者さんは、総じて人に相談したり頼ることが苦手で、トラブルがあっても自分でいつもなんとかしてきたと言います。

気持ちを素直に打ち明けたことで嫌な目に遭ったり、相手に裏切られたりしたために、自分がなんとかしなければと気を張り詰めている、そんな印象を受けます。

ですから、何か心に引っかかるものがあっても、誰に何をどう言うべきかわからない。

もし、その感情を家族や親しい人に直接ぶつけたりすれば、関係性が悪化したり疎遠になってしまうかもしれません。

うまくいっていない間柄であれば逆に反撃され、もっと苦しい状態になってしまうかもしれません。

相手を困らせたり迷惑をかけるぐらいなら、自分で自分の気持ちをなんとかしよう。

自傷の痛みは、このモヤモヤした感情をやり過ごすのにも効果的です。

もともと、言葉にできないような感情ですから、一度注意がそれてしまえば、何を考えていたのか思い出しにくくなります。何か不快な感情に襲われていた気がするけれど、切ったら気持ちがスッキリしたから、まあいいや。

この一連の流れは、ゴミ屋敷の片付けに似ています。部屋がぐちゃぐちゃでとても手がつけられないとき、自分ひとりでひとつひとつ、いる・いらないを判断して片付けるのは骨が折れます。

そこに、人が急にやってきて部屋に入れてくれと頼まれたら、どうしますか。片付ける時間も労力もないので、とりあえず手当たり次第に部屋にあるものをクローゼットに押し込んで、いったん部屋をきれいにするでしょう。

これと同じように、自傷患者さんは、自分を傷つけることで、対処するのが難しい問題やそれと簡単に表現できない事柄をいったん棚上げし、その場をやり過ごしているのです。

こんなふうに言うと自傷行為には万能の効果があるようにも感じますが、このような気持ちの切り替え方法には、ある問題があります。

自傷行為でいっとき気を紛らわしても問題そのものに手をつけない限り、苦しい状況はそう簡単には変わりません。

放っておけばまた別の形で姿を現すかもしれませんし、もしかしたら、さらに解決困難な問題として立ちはだかるかもしれません。

何より、自分ではどうしようもできないこともあるでしょう。たとえば親の不仲や家庭内のいざこざ、学校での友人関係、いじめもそうですし、自分の特性や能力に関することもすぐには変えられません。

問題の根が深ければ深いほど、患者さんは繰り返し困難な状況に直面し、対処を迫られるようになります。

次第に、「痛みで自己解決する」割合が増えていき、患者さんは自傷の痛みを手放せないようになります。

モヤモヤや名付けられない感情を痛みでやり過ごすという方法は、その場をしのぐには効果的ですが、痛みへの依存度を高める原因になり得ます。自傷行為以外の手段を選び取る気力と体力を奪い、患者さんはいつの間にか孤立に陥ってしまうのです。

「人に迷惑をかけたくない」

自傷行為と聞くと「人に構ってほしいからやるんでしょ？」「他人を心配させたいだけなんだよ」と、アピールのためにしているんだと決めつける人がいます。

しかし、これは実態とは異なります。

患者さんの声を聞いてみると、他人の関心を引くためではなく、自分のなかで問題を処理しようとして自傷行為をしていることがよくわかります。

そして、その根底には「人に迷惑をかけたくない」という強い信念が隠れています。

これについて言ったら、怒られるだろう。
相談したら困らせてしまうかもしれない。
いま、自分にできることはなんとか我慢することだ。

自分がもし、感情をストレートに表に出したり口にしたらどうなるか、患者さんは手に取るようにわかっています。家族や友人が無言のうちに期待していること、学校が求めることを察知し、あるべき自分、「人とうまくやれる私」でいようとする。

もし、自傷行為によって周囲の人が振り回されるとしたら、それは自傷行為の目的ではなく、結果ではないでしょうか。

自傷の持つ効果に気づき、強い緊張状態を緩和する対処法として自傷行為を繰り返すうちに、さまざまなストレスや不快な感情に対処するため、痛みを必要とするようになります。半年に1回だったのが、月に1回。月に1回では追いつかなくなり、毎週のようになる。

ここで問題になってくるのが、**痛みへの慣れ**です。

常習化によって、自分を傷つけることへの心理的な抵抗がなくなることに加え、繰り返し傷を負うことで身体的にもある変化が生じます。

人の体は繰り返し損傷すると、傷の結合部にたくさんのコラーゲンを生成するようになります。このコラーゲン部分は触ると固く分厚く、ざらざらしたり、ごわごわしています。

皮膚の上にこの固く分厚いコラーゲンがあることで、これまでと同じ深さで切ったり損傷を与えても、ダメージが神経や血管に達しにくくなっているため、痛みをさほど感じません。

最初に感じた痛みの効果、あの強烈なインパクトがいまほしいのに、それが得られない。

それなら、もっと別の場所も切ってみよう、もっと深く切ってみよう、カッターじゃダメだ、他の方法で自分を傷つけられないだろうか？

このように、より強い新鮮な痛みを求めて自傷行為がエスカレートしていきます。

その段階になると、ようやく周囲が異変に気がつき自傷をやめさせようとしますが、自傷で気持ちをコントロールする習慣が深く根付いているため、なかなかやめられません。

結果として、自己コントロールのために自傷を始めたのに自分では制御できなくなり、周囲がそれに振り回されるようになるのです。

体を傷つけることで痛みが和らぐ？

多くの患者さんは自傷することで「スーッとする」「スッキリする」「シャッキリする」と言います。

自傷行為の痛みを不快で苦痛だと感じる患者さんもいますが、その反対に、切っている最中は痛みよりも「スーッとする」「スッキリする」と感じている人もいます。

これはいったい、どういうことなのでしょうか。

その手がかりとなるのは、脳内の化学物質です。

ある研究では、自傷を繰り返す人とそうでない人の違いを調べたところ、自傷を繰り返す人はそうでない人に比べて、血液中のエンケファリンという化学物質の量が有意に多いことが判明しました。[※1]

このエンケファリンという物質は、脳の神経に作用し多幸感をもたらすことがわかっています。

たとえば、走っている最中、最初はきついと感じても、そのまま走り続けていると苦痛が次第に引いていき、むしろ気分が高揚したという経験を聞いたことはないでしょうか。この現象はランナーズハイとしてよく知られていますが、このランナーズハイ現象も、脳内のエンケファリンが作用することで起きる現象ではと推測されています。

他にも、出産時にエンケファリンが作用していることが確認されており、この脳内物質は、痛みの緩和と生命維持に深い関わりがあることが示唆されています。

このことから総合的に考えると、自傷行為の習慣化により血液中に大量のエンケファリンが常に放出されていることで実際に身体的な痛みを感じにくくなっている可能性が出てきました。

エンケファリンが脳内でいつどのように分泌され、神経に作用するのかまだまだ謎は多く、その効用の確定にはさらなる研究を要しますが、「スッキリする」理由には、私たちの体が持つ生命維持システムが深く関わっていることが示唆されています。

心の痛みは見えない、体の傷は見える

加えて、外傷による傷が「目に見える」ことが、患者さんにとって重大な意味があるようです。

ある患者さんは自傷行為をすると「ほっとする」「安心する」と話します。

この自傷がもたらす安心感の正体について、最上優奈《ゆうな》さんの実体験から迫ってみましょう。
最上さんいわく、それは「心の痛みと体の痛み」が一致する瞬間でした。

最上優奈さんのケース

「自傷を始めたのは、中学生のときです。行き場のない感覚があって、学校も不登校気味。それで、ＳＮＳで同級生が一緒に遊んでいる写真をアップしているのを見てしまったりして、言い知れない感情がわーっとなったときに腕をカミソリで切るようになりました」

学校を卒業してからは居どころのなさや焦燥感に襲われる頻度は減り、しばらくは自傷行為から離れることができていたと言います。しかし、最上さんは大人になってからも再び自傷の痛みを必要とするようになります。きっかけは、当時付き合っていたパートナーから受けたＤＶでした。

「私が言葉でどれだけ伝えても、理解してくれない。決めつけられたり否定されてしまう。だから、言葉でやり取りできないなら体で表現するしかないと思うようになりました。私はこれだけ傷ついている、苦しいんだって」

自傷行為は苦しみを伝える手段になるだけではなく、最上さんのなかにある違和感を消してくれるのに効果的だったと言います。

「どれだけ傷ついてめちゃくちゃになっていても、黙っていれば人に気づかれない。こんなに苦しんでいるのに、なかったことにされてしまう。だから、切ることで目に見えない心の痛みを形にして、残そうと思ったんじゃないでしょうか。傷口から血が流れてきたとき、これだけ傷ついているんだ、傷ついたと思っていいんだって、ようやく安心することができたんです」

自傷行為に悩む患者さんは、非常に責任感が強くて優しい人が多いと感じます。

自傷痕の治療時に、自傷していた理由を聞くと「自分はダメな人間だから」「私が悪い」と自分を責めたり、「思春期のよくある悩みにすぎなかったのに」「いま思えばたいしたことがなかった」と、苦しかった過去を矮小化《わいしょう》しようとする方がとても多いのです。

おそらく、日頃から何か不快に感じたり嫌な思いをすることがあっても、それを表そうとせずに、自分の感情を抑えつけ抱え込む傾向があるのではないでしょうか。それはまるで、満杯の水が入ったコップが表面張力で限界ギリギリまで水が溢《あふ》れないようにしている様子によく似ています。

自傷行為は、この緊張状態から解放してくれます。外に出すまいと必死に抑えつけていた蓋を外し、苦しみを表に出す。それは苦しい瞬間ではありますが、同時に解放感も感じるでしょう。もう我慢しなくていいし、平気なフリをしなくてもいいんだ。

自傷行為とは葛藤との戦いからいっとき離れ、ひと息つける瞬間でもあるのです。

心の痛みは、客観的に見てどれほど苦しいのか正確に計り知ることはできません。本人が苦痛を訴えても周囲の人から「よくあることだ」「あなただけじゃなくて、みんな頑張ってるよ」と、苦痛を否定されてしまうこともあります。

人から認めてもらえないことで、患者さん本人も、自分でも「大袈裟《おおげさ》なのかもしれない」と問題を過小評価せざるを得なくなるでしょう。

しかし、目に見える傷であれば、傷の大きさや深さ、流れる血や痛みで損傷の具合がパッと見てわかります。怪我や損傷は、人がなんと言おうと軽症化しませんし、なかったことにもできません。

自分だけにしか感じられない心の痛みに苦しんでいる人が、目に見える形に意味を見いだすのは無理のないことではないでしょうか。

痛みは自己感覚を取り戻すブレーキ

自傷行為を頻繁に繰り返す人のなかには、トラウマのフラッシュバックに悩まされている人もいます。

ふとしたときに、学校でのいじめ、家庭での虐待、DV、性被害などの耐え難い出来事の記憶が自分の意思とは関係なく呼び起こされる。深刻なトラウマを抱えていたり、症状に十分な対処ができていない場合、元凶となった出来事に類似した状況や場面以外にも、その影響が及ぶようになります。

もしあなたが車を運転している最中に、ふと過去に受けた暴力の記憶がありありと蘇《よみがえ》ってきたら、どうしますか。

トラウマの記憶に引き込まれないよう、現実世界に意識を戻そうとするでしょう。

そんなとき、自傷による痛みのショックは有効に働きます。ジンジンした痛みや皮膚のひりつきや灼熱感《しゃくねつ》は、いまここにいる自分を強く意識させてくれます。大丈夫、いま、私はここにいる。

自傷行為には記憶の再生を無理やり止め、意識を現実世界に戻してくれるブレーキとしての役割もあるのです。

特に、この現実に意識を戻してくれる効果を、解離《かいり》状態にある患者さんは強く感じています。

解離とは精神的にショックな出来事があったり高ストレス状態が続いたときに、自分の感覚や感情が妨げられ、自分が自分であるとい感覚を失ってしまう状態を指しています。

患者さんはこの状態を次のように説明します。

「自分が分厚い膜に包まれているような感じ。自分の感情を感じられないし、周囲の人やものも生き生きと感じられない。自分はもう死んでいて、ゾンビみたいな状態で宙を漂っている感じ。体はここにあるのに、心はどこか遠いところに行ってしまって、離れたところから自分を見ているみたい」

このような解離は、健康な人でも経験することがあります。

たとえば、大事な人を亡くしたり別れを経験したとき、悲しみのあまり時間の感覚を失った経験はないでしょうか。

なんだかぼーっとして、身の回りのものすべてが灰色に見える。ふと頰に触れると自分が泣いていることに気づいてびっくりする。

通常、このような状態は長く続かず短期間でもとの感覚を取り戻しますが、解離状態ではこの鈍化した感覚が日常的に続くようになります。人によっては、一度解離状態になると何週間ももとに戻らなかったり、解離と感覚を取り戻すサイクルを頻繁に繰り返すこともあります。

自分は生きているのに死んでいる。普段、周囲の人やものに感じていたはずの「確かなもの」がなくなり、すべてが色褪《あ》せ、人が話していることがまったく意味をなさなくなる。心が分厚い雲に覆われたようで、何も自分の心に届かないし、感じることもできない。それはとてつもなく苦しく孤独な体験です。

もし、そんな状態でも、痛みの衝撃や血のインパクトでわずかな「生」が一瞬感じられるならば、「自分はまだちゃんと生きているのだ」と安心感を抱くことができるでしょう。それは、離れ離れになった心と体の輪郭が一致し、ようやく地に足がつけられる瞬間なのです。

医者に限らず教員の方や親御さんのなかには、死ぬために自傷行為をしていると思っている人がいますが、自傷行為がもとで死に至ると思っている患者さんはほとんどいません。

むしろ、死ねないことを理解したうえで、死にたい衝動を落ち着けるために自分を傷つけているのです。

それは、絶望的な状態で正気に戻るための数少ない道しるべでもあるのです。

世間に知られていない大人の自傷

私は形成外科の学会やセミナーなどで皮膚科医や形成外科医、医療関係者や教育関係者を対象に、自傷行為への理解促進と啓発活動の一環で、学会発表や講義、講演をしています。

精神科領域以外でも理解ある支援者の方をひとりでも増やそうと、この活動を続けていますが、そのなかで次のような反応をいただくことがあります。

「いやぁ、でも私の周りには自傷している患者さんはいませんから」
「10代の学生さんがすることですよね。理解したいと思いますけど、身近にはいないからね」

自傷行為をしている人は滅多におらず、身の回りにはいない。学校の外ではいないはずだ。これは本当のことでしょうか。

自傷行為を含めたオーバードーズなどの行動嗜癖《こうどうしへき》、依存症を専門とする精神科医・松本俊彦医師の高校生を対象にしたアンケート調査(2005年)[※2]によると、**約10人に1人**が皮膚を切る、コンパスで刺す、壁を殴る、ぶつける、根性焼きをするなどの自傷行為をした経験があるということが判明しました。

また、国立成育医療研究センターの報告書(2020年)では、小学校高学年のうち約17%の生徒が自傷経験ありと回答したと調査結果にまとめています[※3]。

自傷行為は、決して珍しい行為ではありません。もし、身近にはいないと思うなら、それは自傷行為をしている人が傷跡を隠し、周囲に気づかれないように振舞っているからです。

そして、自傷行為をするのは、学生など10代の人にとどまりません。社会人になり懸命に働きながら自傷行為を続けている方もいますし、家庭を持ってお子さんを育てている方もいます。場合によっては、20代、30代になってから自傷行為を始めた人もいます。

日本でもようやく自傷行為に対する理解が広まり、専門的に診てくれる病院や地域の精神保健福祉センター、教育機関が増えてきました。しかし、いまある相談機関が支援対象にしているのは、10代の若者が中心です。それ以降の年齢で自傷行為に悩む人が、気軽に相談できる場所がまだまだ足りません。

なかには、自傷行為によって仕事に大きな不利益を被った人もいます。

自傷行為＝精神的に不安定という偏見により、傷跡を見られたことをきっかけに、仕事を追われたり降格となるケースも見受けられます。表立って自傷痕がある人は就労不可と掲げるところは少ないでしょうが、実際にはなんらかの差別的な扱いを受けたという報告が後を絶ちません。

大人になっても自傷しているのが恥ずかしい。自傷で職を失ったなんて誰にも言えない。だって、切らないと生きていけない私が悪いんだから。

そんな羞恥心や罪悪感から誰かに相談することもできず、ますます自傷という孤独な対処法に頼らざるを得ない負のループが起きているのではないでしょうか。

自己否定感の裏にある「生きづらさ」

自分を傷つける行動の背景には、「自分はダメだ」という強い自己否定感が隠れていることがあります。

自分はダメな存在でどこにも居場所がない。一刻も早くいなくなったほうがいい。こうした自己否定感や自責の念を抱えている人は、自分の身体を損なうことに対してためらいがなくなっていくことは想像に難《かた》くないでしょう。

このような自己否定感の裏には、神経性発達障害による能力特性やＳＯＧＩ（性的指向・性自認）の問題が隠れていることがあります。

神経性発達障害では、脳機能の働きが通常と比べて偏りがあり、それにより認知機能や情報処理の仕方に影響を及ぼします。

よく知られている例としては、ＡＳＤ（自閉症スペクトラム）、ＡＤＨＤ（注意欠如・多動症）、ＬＤ（学習障害）などが挙げられます。

情報処理の偏りがどのような影響を及ぼすかは千差万別ですが、たとえば音や光に敏感で疲れやすかったり、片付けや整理整頓が苦手だったり、言葉の裏の意味を読み取れないなど、身体感覚から行動様式にいたるまでさまざまな特性を示すとされています。

その脳の特性により、社会で多数派とされる感覚や行動様式と差異が生じ、対人関係や社会生活に支障をきたしやすいことが近年明らかになってきました。

脳の特性そのものはいまの医学では変えられないため、患者さんが社会生活を営むうえで、特性を理解して周囲の環境を調整していく必要があります。特性に気づかないままでいると、患者さんは日常生活でさまざまなつまずきを経験し、「自分は人とは違う」と自信を失い、うつ病などの二次障害に罹患《りかん》するリスクが高くなるとされています。

一方、ＳＯＧＩとは、自分がどちらの性別だと思うかという性自認や恋愛感情を抱く性別、つまり性的指向がどちらなのか、といった自分のジェンダーやセクシュアリティに関する自己意識のことを指します。

日本では、近年まで、性別は男女のふたつしかなく、異性に恋愛感情を抱くことがスタンダードだとされてきました。しかし、こうした生物学的な区分けや社会的な性別の枠組み、固定役割に当てはまらない人もいます。

近年、こうした認知機能の特性や性をめぐる多様性について社会的理解が進み、相談機関や支援センター、支援団体が全国各地に増えています。そうした知識が完全に一般化されたとは言い難く、個人の性格の問題にされ、問題が放置されてしまう例が後を絶ちません。

20歳のときに神経性発達障害であると診断された患者さんは、その苦悩を次のように語ってくれました。

「『どうしてみんなみたいになれないの？　もっと頑張れ。やる気がないだけだ』って親や教師や周りの人からもずっと言われてきました。でも、どうやってもできない。頭ではこうしたいって思うのに、心も体もついていかない。体に100kgの重しが乗っていて、その状態で速く走れって言われているような感じ」

「誰も、自分がこんなにしんどい思いをしているって認めてくれないし、どうしたらいいか教えてくれなかった。自傷行為は、自分で自分をコントロールできる唯一の方法だったんです。パニックを抑えて人とうまくやっていくために、自分にはこれしかなかった」

患者さんは社会的な理解やサポートがないなかで、なんとか社会に適合するためのひとつの方法として自傷行為を用いていることが明らかになってきました。

ダメな自分を罰したい。抑え難い衝動や行動を止めたい。自分ではどうしようもない特性を、痛みが持つ「注意をそらす」「いまここに集中する」「感情を解放する」効果を用いることでコントロールし、対処しようとしていることがうかがえます。

本来、医療や福祉、教育と社会全体で取り組むべきことを「個人の問題」として自己管理を強いているのが、日本の現状だと言えるのではないでしょうか。生きづらさの問題を個人の問題にする限り、自傷行為の痛みを「生きるためのスキル」として必要とする人たちはいなくならないでしょう。

生きづらさの正体にともに寄り添い、自傷しなくても生きていける方法がないか考えられるよう、社会の側にも大きな変容が求められます。

あなたにとってどんな意味がありましたか？

これまで、複数の人の体験談から自傷行為にどんな効果があるかを見てきました。

自傷行為は患者さんにとって重要な役割・意味があり、困りごとや生きづらさの緩和に役立っていたはずです。

なお、ここで言う自傷行為とは単にカッターやカミソリで皮膚を切ることのみを指しているのではありません。処方薬や市販薬を大量に飲み、一時的に気分をよくしたり嫌なことを忘れるオーバードーズや、痩せるためにギリギリの栄養しか摂らない拒食症などの摂食障害、アルコールの飲みすぎも自傷行為のうちに入ります。

私は自分の経験から、自傷に折り合いをつけたり回復の足がかりにするために、まずは**自傷の役割を認める**ことが肝要だと考えています。

たとえば医療機関に行けば切った傷を縫ってもらうことはできます。しかし、生活によい変化を得るには、医療の力に加えて患者さん本人が、「過去の自分に終止符を打ち、これからは違う自分として生きていく」と決意する必要があります。

その決意の第一歩として、まずは**自傷行為を否定せずに自分にとってどんな意味や役割があったのか言葉にしてほしい**のです。

私が傷や傷跡を治療する際、患者さんには必ずこのようなことを伝えています。

「自傷行為は、珍しいことでも恥ずかしいことでもなく、多くの人がしていることです。自傷行為には、ストレスを軽減したり気分を紛らわす効果があることがわかっています。それによって、あなたの感じていることや抱えていることを、うまく表現してくれたり、楽にしてくれていたのではないでしょうか。それがあったからこそ、あなたはいまこんなふうに生きていられるのだと思います。もし、いまのあなたが自傷行為をやめたい、自傷行為をしていた過去を受け入れたいと思うなら、ぜひ、やっちゃダメなことだとか、自業自得だとか、否定せずに受け止めてほしいと思っています。あなたにとっては、どんな意味がありましたか？」

患者さんによって返答はさまざまですし、正解の回答はありません。うまく話さなくてはとか、自分はこうあるべきとかはいったん横に置いて、まずは言葉にしてみましょう。

言葉にすることで、過去としてひとつの区切りが打たれ、あなた自身が客観的に眺めたり、考えたり、誰かに共有することを手助けしてくれます。

あなたにとって、自傷行為はどんな意味がありましたか？

※1 Coid, J., Allolio, B. and Rees, LH.: Raised plas-ma metenkephalin in patients who habitually mutilate themselves, Lancet, 2:545-546,1983.

※2 Matsumoto T, Imamura F. Self-injury in Japanese junior and senior high-school students: prevalence and association with substance use. Psychiatry Clin Neurosci 2008; 62(1): 123-125.

※3 https://www.ncchd.go.jp/center/activity/covid19_kodomo/report/CoxCo_4th_topics_20210219.pdf

言葉にするためのヒント

振り返りには、過去の出来事をできるだけ具体的に思い出すことが大切です。

いま、自傷が続いている人は**この1カ月**の間で、自傷行為がやめられている人は**過去思い出せる**範囲のなかで、あなたが自分を傷つける行為をしたときのことを書き出してみてください。

○いつ、どこで？
○誰かと一緒にいましたか？
○自傷行為をする前にどんな出来事がありましたか？
○どんな方法で自傷しましたか？
○そのとき、どんな気持ちでしたか？
○自傷した後はどうなりましたか？

次につなげるためのヒント

○自傷行為をしやすい場所や時間帯はある？
○どういったときに自傷行為をしやすいか、パターンはありますか？
○より深い自傷行為をしやすいときはありますか？
○どんな感情の時に自分を傷つけたくなりますか？

注意

まだ**言葉にできないときは、無理せずいまは保留**にしましょう。
嫌な予感がしたり心がざわざわするときは、言葉にするのはいったんお預けにしましょう。まずは精神科やカウンセラーなど専門家の力を借りて、心の安定を図ることから始めていきましょう。

第2章

傷と“ほどほどに”付き合うために

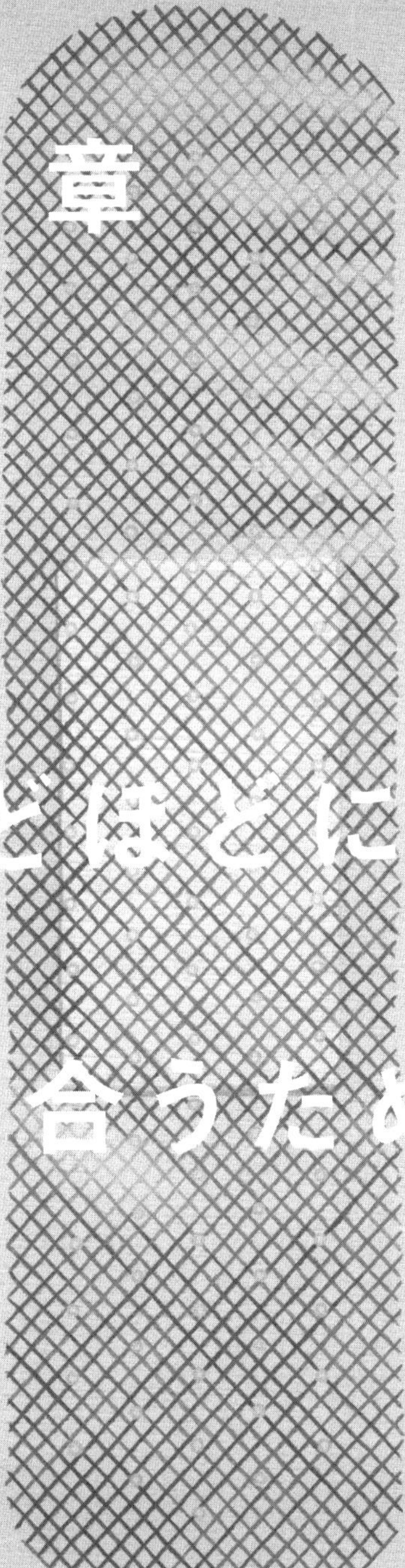

自傷行為は、いまの（または過去の）あなたにとって必要な行為です。

それがあるおかげで、学校に行って勉強に集中したり、仕事に打ち込んだり、嫌な人でもなんとか付き合えたりと、やるべきことに対処してこられたのではないでしょうか。


いま、あなたが生きているのは、限られた選択肢のなかで最善と思えるものを選んできたからです。少なくとも、そのときのあなたには他にどうすることもできなかったのではないでしょうか。

自傷は、唯一の避難場所であり、次の一歩を踏み出す英気を養える休憩所でもあったはずです。


しかし、あなたもうすうす勘づいているかもしれませんが、自傷行為によって、何か厄介なこと、困難なことも起きているのではないでしょうか。

その厄介で難しい問題は直面している問題のうち大きな割合を占め、あなた自身もその先の道が先細りしていくような、焦燥感を抱いていませんか。

だからと言ってすぐに自傷行為をやめたり、完全に手を切ることは難しいことでしょう。

ですから、まずは自分を傷つける行為や、それによってできた傷跡と「ほどほどに付き合う」ことを目指してほしいのです。

自傷行為の持つ効果を使って、あなたがいま抱えている目下の問題に対処しつつ、それとは違う方向に足を伸ばす練習をしてみましょう。**自傷をやめる、やめないの二択の間に「ほどほどに付き合う」選択肢を加える**のです。

「自傷をやめる」「傷跡の悩みから解放される」未来は、遥か遠くにあって、想像することもできないかもしれません。

しかし、そのちょっと手前の「ほどほどに付き合う」ことならどうでしょうか。

たとえば、傷跡の手当てをしてきれいに傷が治るようサポートをしたり、傷跡を気にせず人と一緒にいる時間を楽しんだりと、いまの生活をもっと快適にする方法があるはずです。

本章では、自傷と付き合いながら生活するためのスキルやヒントを、皮膚医学の観点から解説します。

傷跡の自宅ケアってどうしたらいい？

自傷した後はいつもどうしていますか。

血だけ拭き取ってそのままにしていたり、掻きむしったりしていないでしょうか。

傷ができて間もないときは、自宅でケアすることをお勧めします。自分で手当てをすることで体の自己修復力を促進し、傷跡がきれいに早く治りやすくなります。

また、皮膚の乾燥を防ぎ、細菌からの感染を避けることで、肌に感じる不快感や違和感を軽減させることができます。

まず深呼吸して傷跡を観察してみよう

自傷した後は、まず**傷の部位を軽く押さえながら一度ゆっくりと深呼吸**をしてください。

いま、あなたの心はさっきより少し楽になっているかと思います。体はどうですか。ジンジンと痛み、熱を帯びたようになっていたり、表面にチリチリした違和感を感じるかもしれません。

身体もゆるやかな回復に向けていままさに傷を修復しようとしています。その回復の手助けをしてあげましょう。

まず、**病院に行く必要があるかどうかを判断**しましょう。

受診のサインは**傷がぱっくり開いていること、出血が止まらないこと、傷跡が汚れていること**です。

傷口が開いていて皮膚表面が切断され、なかの白っぽい脂肪が見えているときは、救急科や形成外科の縫合が必要です。

血が止まらない場合、太い血管まで損傷している可能性が高いため、医療機関での処置が必要です。

また、汚れた刃物で切ってしまったり、手で傷跡を掻きむしってしまった場合は感染リスクがあるため、この場合も無理せず早めに受診してください。


自分では判断がつかないとき、もしくはめまいがしたり気分が悪くなったり血の気が引いたりと、体調に異変を感じるときは外部に助けを求めましょう。「#7119」に電話をかけると、相談員の方が状態を確認して緊急性を判断し、適切な医療機関を紹介したり、救急車を手配してくれます。

もし「#7119」に電話がつながらないときは、ためらわず119番に連絡しましょう。


「たかがこんな傷で」と思うかもしれませんが、形成外科医から見てこれらのサインを放置するのは好ましくありません。

自傷行為はつらいいまを生き抜くために始めたことではないでしょうか。そうであれば、生き抜くためになんとか医療機関につながって適切なケアを受けてほしいと思います。

自分で手当てをすることが大切な理由

ここで、精神科医・松本俊彦先生のアドバイスをご紹介します。

自傷行為をした後、傷跡をそのまま放置している人はとても多いと思います。手当てをすることもなく切りっぱなしにしておくことまで含めて、自傷行為のコースの一部だと決めている人もいるのではないでしょうか。

患者さんの話を聞いても、傷が醜いケロイド状になっても化膿《かのう》してもかまわないんだ、という気持ちでいる人が少なくありません。つまり、傷跡を放置する行為も医学的には自傷のひとつで、自傷とは区別はされるものの、半自傷的な行為だと言えるでしょう。

自傷に関する研究では、興味深いことが判明しています。

自傷した後に傷跡のケアをする人としない人とを比べたときに、同じ切った人のなかでも傷のケアをした人のほうが、うつ状態が軽いことがわかっています。自尊心も高く、人を信じる気持ちも持っています。

なおかつ、自傷行為につきものである「自殺したいわけではないけど、消えたい。もういなくなりたい」という虚無的な気持ちも低いことがわかっています。※4

このことからわかるのは、同じ自傷行為であっても、傷跡のケアをしたほうが精神的にもつらい気持ちが軽くなりやすいということです。できれば傷の手当てを自分で、または誰かにしてもらいましょう。

腕や体の一部を切ることでつらい感情を発散したり、記憶を切り離すということは、傷にお世話になって、つらいいまを乗り越えているのだとも言えますよね。

ですから、傷に対する敬意を払う行為として自分の傷跡のケアをしてみてもいいのではないでしょうか。

緊急を要しないなら洗浄

出血がある程度落ち着いていて、傷もそんなに開いておらず、いますぐ病院を受診する必要がなさそうであれば、傷跡を洗いましょう。傷つけた部位を水道水でさっと流し、軽く指で血を洗い流します。**消毒はかぶれる原因になりやすいため、不要です。**

傷の保護

洗浄後は、傷を覆う絆創膏《ばんそうこう》を使い、ばい菌や異物が傷のなかに入り込まないようにします。

ドラッグストアなどで売っている普通の絆創膏やガーゼでも十分ですが、治りを早くしたい場合はキズパワーパッドと呼ばれるハイドロコロイド製剤やハイドロウェットα（ポリウレタンフォーム）を使うことをお勧めします。傷口からぐちゅぐちゅした水のようなもの（滲出液《しんしゅつえき》）が出なくなり、痛みが軽くなってきたら絆創膏を外しましょう。

また、傷が広範囲に及ぶ場合、スポーツなどの運動により傷口が広がってしまうことがあります。

体をよく動かす人や、外にいることが多く傷が紫外線にさらされやすい人は絆創膏の代わりに遮光性の医療用テープで保護することをお勧めします。テープにより傷が開きにくくなり、直射日光を避けることで、傷跡の色素沈着を防いでくれます。

遮光性の医療用テープは高機能ですが、広範囲で肌を覆い隠すため、かぶれやすいデメリットもあります。長期間、頻回の使用は避けましょう。

形成外科・皮膚科などで入手できるほか、ドラッグストアやAmazonなどのオンラインストアなどでも購入可能です。マイクロポアテープ、アトファインなどの名称で探してみましょう。

保湿

軟膏やクリームで傷跡の保湿をしてください。保湿することで、乾燥によるかゆみや赤みが出ることを防ぎ、色素沈着が残りにくくなります。できれば**朝・夜の1日2回、皮膚の保湿**を心掛けてください。

保湿剤を選ぶ基準は「**自分が無理せず使えるもの**」で大丈夫です。使っていて心地よく、無理なく購入できる価格帯のものを選んでください。お気に入りの香りのものだったり、好きなブランドのものでもかまいません。取り入れやすい商品を使うことが、ケアの習慣化につながります。

もし、お金をかけてでも早くきれいに治すことも重視したい場合には、次の商品をお勧めしています。

・ヒルドイドソフト軟膏

病院の保険治療でも使用されるクリームです。ヘパリン類似物質クリームとも呼ばれ、高い保湿効果が期待できます。傷口が硬く盛り上がった肥厚性瘢痕《ひこうせいはんこん》やケロイドの治療に使われるお薬ですが、治りかけの傷の保湿にも向いています。

ドラッグストアなどでも購入できますので、「ヘパリン類似物質」と記載のある商品を探してみてください。

病院で保険適用のヒルドイドを処方してほしい場合は、適用になるかどうかお近くの形成外科や皮膚科に相談してみてください。

・ケロコート

皮膚に塗布するタイプのシリコンジェルです。傷跡の赤みやかゆみを和らげ、皮膚の表面上を滑らかに整える効果があります。塗った箇所は薄い膜状になるので、塗った跡が目立ちにくいのが特徴です。

日本国内では保険未適用のため、インターネットなどで購入することをお勧めします。

・バイオイル

ビタミンAが配合されたオイルです。ビタミンAに含まれているパルミチン酸レチノールには傷跡の修復を促進する効果があります。サラッとしたオイルで肌にすっとなじむため、塗った後の違和感が少ないのが特徴です。こちらもドラッグストアなどで入手可能です。

・エンビロン（モイスチャークリーム1）

こちらはクリニック専売品です。ビタミンAとビタミンCの成分が入っていて、傷跡の修復を促進し、メラニン生成を抑え、色素沈着を予防する効果があります。血管の血が透けて見える赤い傷跡や、傷跡の皮膚が硬く盛り上がった茶色い傷跡の両方に効果があります。

使用期限があり、他の製品よりも高価なため日常使いはしにくいですが、ここぞというときには優れた効き目を発揮してくれます。

ただし、通常は顔の保湿を中心とした美容目的で使われる製品のため、傷跡の保湿に使用する場合は医師の判断とアドバイスが必要です。形成外科、皮膚科、美容皮膚科の医師とご相談のうえ、適正な使用をお願いいたします。

傷跡が落ち着く目安は「1年」

「2週間前の傷が治らない。自分は治りが遅いのでは」と、心配して相談に訪れる患者さんは多くいます。

傷口は比較的すぐにふさがりますが、ふさがった傷跡の治癒には時間がかかります。一般的に、傷口がふさがってから約1カ月後に赤みがピークに達します。そこから半年から1年程度かけて赤みが引いていきます。

場合によっては、1年経っても赤みや硬さが残ることもあります。

治りが気になるとは思いますが、傷跡のケアを気長に続けていきましょう。

肌をいたわることで自分に対してよいイメージを持てたり、自信がついたりと、精神的にもプラスの効果があります。

メイクは「滲出液が出なくなったら」

衝動的に切ってしまった後、そんなときに限って、外せないイベントごとや予定が入っていたりして焦った経験はありませんか。

メイクを始める目安は、傷口からぐちゅぐちゅした水のようなものが出なくなっ

たときです。

この水のようなものは滲出液といって、怪我をしたときに傷口から自然に分泌されます。

滲出液には傷跡を保湿して乾燥を防ぎ、傷をくっつきやすくしてくれる効果があります。この滲出液が出ているときは、まだ傷がふさがっていないため、メイクをしてはいけません。

滲出液が出なくなるまでは、肌の色に近い絆創膏を貼ってカバーしましょう。

また、滲出液が出ているような傷が出来立てのときは、血圧が上がる行為はなるべく避けましょう。

たとえば、息が上がるようなランニング、筋トレなどの激しい運動、長時間お風呂に入る行為はしばらく控えてください。アルコールの摂取も血の巡りを促進するため、しばらくは禁酒をお勧めしています。

滲出液が止まりメイクを開始する際には、消毒は不要です。消毒液はかぶれやすくなるため、傷跡に直接コンシーラーやカバーを乗せていきましょう。

白っぽさや茶色い傷が目立つなら

傷跡が平坦で盛り上がりがなく、色が白く抜けていたり茶色く変色している場合、メイクで十分カバーできます。コンシーラーやファンデーションの色を、傷跡の色味に合わせて変えましょう。

また、最近は100円均一ストアなどでも良質なメイク用品が多数揃《そろ》っています。取扱商品の多い大型の店舗に行って、色味や質感などを試してみましょう。

最近は、多様な色や機能のコンシーラーやファンデーションがドラッグストアに出回っていますが、なかなか合う化粧品が見つからない場合は、医療用のメイク用品を扱っているブランドで商品を探してみるのがお勧めです。

皮膚の微妙な色味に合わせてカラー選びをアドバイスしたり、具体的なシーンに合わせた使い方を教えてくれるため、より深い肌の悩みに応えてくれます。

形成外科・皮膚科でメイクでカバーしてもよいか医師の判断を仰いだうえで、問い合わせてみてください。

・メディカルメイクアップ（https://www.medical-makeup.net/）

オリジナルのメイクアップ商品を販売しているメーカーです。多様な色のカバーファンデーションが発売されており、悩みに合わせて色味を調整することで、さまざまな肌の悩みを隠してくれます。

・リハビリメイク（https://www.kazki.co.jp/）

リハビリメイクの第一人者・かづきれいこ氏が独自に開発したメイクアップ商品です。独自の高いカバー力の化粧品を取り扱っており、心の悩みに寄り添った使い方講座も人気を博しています。

盛り上がってでこぼこになっていたら

傷跡が盛り上がり、表面がでこぼこして触るとざらざらと引っかかったりすることがあります。

■肌の構造

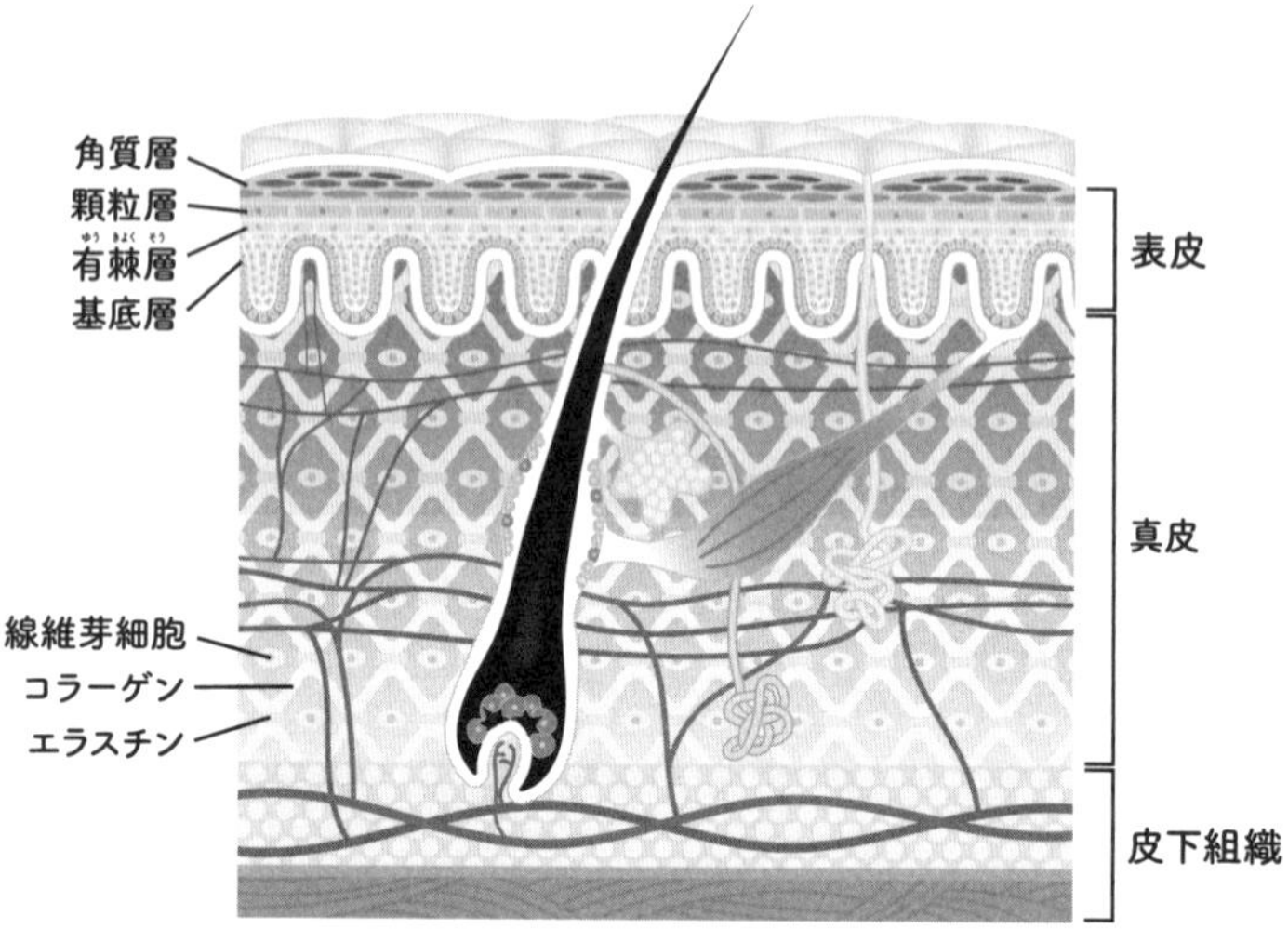

この現象には、皮膚組織の構成が深く関わっています。

皮膚は「表皮《ひょうひ》」「真皮《しんぴ》」「皮《ひ》下《か》組《そ》織《しき》」という大きく分けて3つのパーツから成り立っていて、私たちが通常、肌と呼んで手で触れているのは一番上に出ている表皮の部分です。

表皮は非常に薄いものであり、その下の真皮が皮膚の大半を占めます。また、この真皮が傷の修復を司っています。

もし傷が真皮にも及んだ場合、体のなかで傷を治そうという働きが出てきます。そのときに主役となるのが線維芽細胞《せんいがさいぼう》です。

線維芽細胞は傷を受けた部分にコラーゲンやエラスチン使って修復していきます。たとえるなら、壊れた道路（傷）に、工事の人（線維芽細胞）がアスファルト（コラーゲンやエラスチン）で埋めていくようなイメージです。

このとき多めに産出されたコラーゲンがでこぼこの正体です。

表面にでこぼこがある場合、ファンデーションやコンシーラーをそのまま乗せると、色味はなじみますが、傷の部分がさらに盛り上がって目立ちやすくなってしまいます。

メイクだけでカバーするのは難しいため、その場合はフラクショナルレーザーで、盛り上がった部分を平らにして表面をなだらかに整える必要があります。

表面を平らにしたうえで、ファンデーションテープを傷跡部分に貼り、メイクで色味を調整するようにすると、ある程度目立たなくできるでしょう。

傷跡が少しへこんでいる場合

表面にある表皮、その下にある真皮を越えて、さらにその下にある筋膜《きんまく》に達するほどの深い傷を負うと、傷跡が収縮する現象が起こります。その結果、傷跡の部分だけが少しへこむことがあります。

こうしたへこんだ傷には、肌なじみのよい薄づきのファンデーションよりも、硬めのもったりしたテクスチャのコンシーラーが向いています。指で少し伸ばしづらく感じるぐらいの硬さがある商品を選んでみましょう。

傷跡を埋めるようなイメージで、傷のある箇所にコンシーラーを乗せてください。へこんでいない部分には、コンシーラーを乗せないことがコツです。

メイクアップ用品は常に清潔に保とう

メイクに使ったブラシやパフは、できれば2週間に1回は洗うなど、こまめな洗浄を心掛けてください。汚れた道具を使い続けていると、傷跡にばい菌が入って化膿したり、色素沈着を起こす恐れがあります。

古い化粧品も注意が必要です。
使った回数は少なくても、何シーズンかまたぐと成分に変質が起こる場合があります。見た目が変色していたり、油分の分離が起きていたり、においがする場合はすぐに使用を控え、新しい化粧品を購入しなおしましょう。

その他、日本自傷リストカット支援協会のホームページ（https://jswsa.jp/）では、患者さんのライフスタイルや悩みに合わせたさまざまなケアの方法を日々アップデートして掲載しています。「こんなときはどうしよう」と悩んだら、一度サイトを覗《のぞ》いてみてください。

※4　Hawton K, Rodham K, Evans E: By Their Own Young Hand: Deliberate Self-harm and Suicidal Ideas in Adolescents. Jessica Kingsley Publisher, London, 2006.（キース・ホートン、カレン・ロドハム、エマ・エヴァンズ著、松本俊彦、河西千秋監訳『自傷と自殺　思春期における予防と介入の手引き』金剛出版、２００８年）

怒られそうだけど、これだけは言いたい心の声集

「自傷はやめろ」ってよく
言われるけど、私たちは死にたい
わけでも、気を引きたいわけでもなく、
ただストレスのはけ口がなくて
自傷行為をしているんだけどな。

自傷だけが自分を助けてくれると
思ってたけど、自傷してたら周りから
人がいなくなって、それで自傷に
頼らざるを得なくなってたんだ。
本当は誰かに助けて
ほしかったんだよね。

誰がなんと言おうと、
自分がつらいと思うなら
本当につらいんだ。

自傷の回数が減ると、
周りからは「立ち直った」「まともになった」と
言われるけど、自分のなかではそんなに変わってない。
自傷がひどかったときの延長線上にいるだけ
だから、違う自分になった感じはない。
自傷をやめれば、回復、治ったって
言われるのは違和感がある。

「そんなことをしても
なんの解決にもならない」って、
わかってるよ。
解決にならなくても、
いまをしのぐには
これしかないの。

傷がある私だって
私なんだから、
傷を隠してなかった
ことにしたくない。

いま、やめられ
なくてもいつか
やめられる日が来る。

いま、無理にやめる
必要なんてない。
自傷を我慢したら、はけ口の
ない気持ちが爆発して、
下手したら死んじゃうから。

「迷惑ばっかりかけて」
って言うけど、周りに気を
遣ってるから自傷してるんだよ。
人にそのまま感情をぶつけたら、
問題になるでしょ。

死ぬより、マシ。
死にたい気持ちが
紛れるなら、
しょうがないじゃん。

最善の策じゃないけど、
有効な方法の
ひとつだから。

第3章

傷を人に打ち明ける

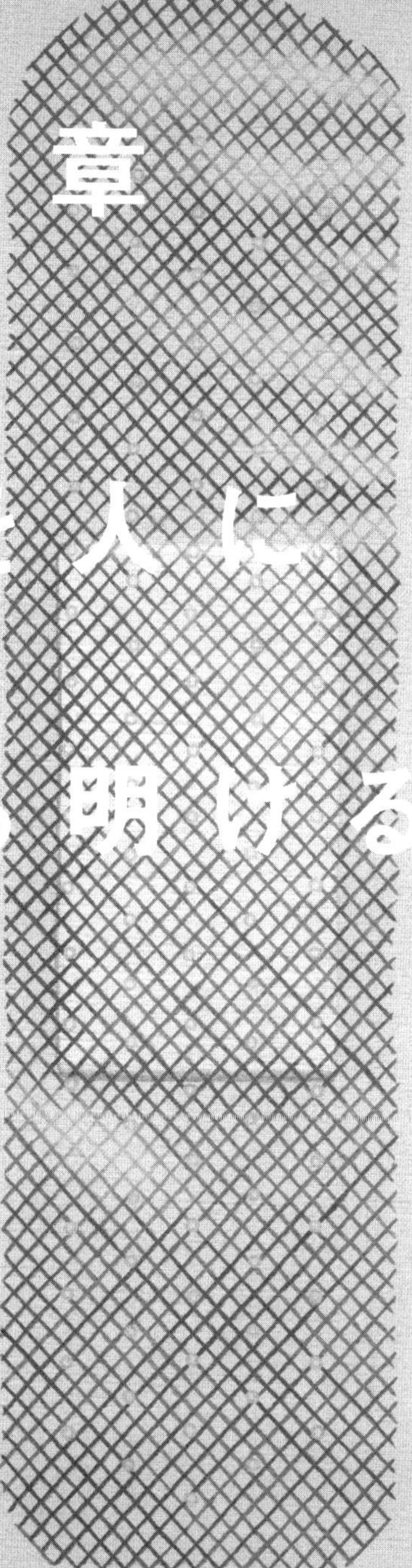

「自傷していることは私だけの秘密。絶対、誰にも言わない」

これまでずっとひとりで耐えてきたあなたのことですから、自傷のことは誰にも明かしたくないと首を横に振るでしょうか。

話して言葉にすることで、自傷するときに感じていたあの特別で親密な世界が壊れてしまって、別のものにすり替わって伝わってしまうのでは、と心配になるかもしれません。

自傷行為について誰かに話すということは、あなたの抱えている悩みや秘密、心の傷、場合によっては誰かの恥部を明かすことに等しいことですから、気軽に打ち明けられなくて当然です。話さないことでいまの生活が守られ、あなたが余計に気を揉《も》んだり振り回されずに済むかもしれませんね。

もちろん、ずっと誰にも言わずにいる選択肢だってあります。

でも、もし「いまは自傷でなんとかなっているけれど、これからも続けられるのだろうか?」と不安が胸をよぎるなら、誰かに話す準備をしておきませんか。

あなたなら「いや、そんなの必要ない。私はこのまま死んでもいいから」と言うかもしれませんね。

でも、もし**「誰かに話すことができる」スキルがあれば、「誰にも本音を言わずに隠し通す」こともいまよりもっと上手にできる**のではないでしょうか。

「話す」カードを持っていれば、そのカードを封じて意図的に使わずにいることも簡単になるでしょう。いま、あなたの周りには、苦手に思ったり面倒に感じる人がいるかもしれませんが、その人の前ではうまく自傷行為を隠して、弱みを見せずに振る舞いやすくなるはずです。

本章では、そんな、傷を人に打ち明ける際のアドバイスをいくつか紹介します。あなたのなかでピンときたものや、関係がありそうに感じる内容があれば、そこだけつまみ食いして読んでみることをお勧めします。

SNSを使うときの見極めチェックリスト

どうしようもなく気分が落ち込んだとき、自分の持っているSNSのアカウントで気持ちをつぶやくと、ちょっとスッキリする。

常に気を張っているあなたにとって、「人と付き合う用の私」を演じなくてもよい空間は大事な息抜きの場になっているのではないでしょうか。

ネットでは、同じ悩みを持っている人に簡単に出会えますし、他の人には話せないような、でもあなたにとっては重要な関心事について遠慮せず話せる、貴重な場にもなります。気がついたら、スキマ時間のほとんどをネットに費やしている人も多いかもしれませんね。

特に最近では、LINEなどのチャットツールのオープンチャットを通じて、同じ悩みを持つ人が気軽に集まることができるようになってきています。

ネットは自分の気持ちを吐き出したり情報を収集するために欠かせないツールではありますが、付き合い方には少し工夫がいります。自分にとって居心地がよい休態場になっているかどうか、「心の境界線」を守るための見極めチェックリストをご紹介します。

☑一方的な決めつけ・指示をする人がいないか

残念ながら、自傷を乗り越えた人のなかには、「自傷行為を治すならこうするべき」というふうに決めつけたり人に対して指示的になる人もいます。

自分も同じ境遇だったからこそ、人の役に立ちたいと思うことは素晴らしいことですが、アドバイスも度が過ぎると自分と相手の大事な境界線を壊してしまいます。

あなたが「自分」を大切にするための場なのに、「他人」が「自分」と同一視しすぎて、あなたの話をしているようで、自分の話をしている場になっているとしたら、あなたも次第に自分の意見を言えなくなるでしょう。

仮に相手が善意で言ってくれているとしても、自傷行為がやめられないうちは決めつけをしたり、指示的な人がいる場とは距離を置くことをお勧めします。

☑個人の体験談を医療的事実として語っていないか

ネットではさまざまな人から、リアルな情報を得ることができます。傷の隠し方や周囲の人への相談の仕方など、参考になる情報が得られるかもしれません。

注意してほしいのは「こんなふうにしたら傷が早く治った」など、身体に関する医療情報を扱っている場合です。同じ悩みを持つ人から「自分はこれでよくなった。この場合は絶対こうするべき」と言われたら、誰だって思わず信じてしまいたくなりますよね。

特に、傷跡のことで病院を受診しにくいと感じている人は、こうしたネットの知識を頼りに傷跡の処置をしているのではないでしょうか。

しかし、一般的に出回っているこうした情報のなかには、医療従事者からすれば首をかしげてしまうものも多くあります。

特に、できたばかりの傷の手当てや治療には正確な医学的知識が問われます。ひとつ間違うと傷の治りが遅くなるどころか、細菌に感染して膿《う》んでケロイド状になったり、不自然なひきつれを起こすこともあり得ます。

参考にして真似する前に、医療機関に苦手意識を持っているなら、まずは自分でも調べる習慣を持ちましょう。本当に効果があるなら、治療に取り入れている医療機関があるはずです。医療情報を慎重に取り扱うことがあなたの身を守ることにつながります。

☑ 自傷の傷比べ・つらさ比べをしていないか

自傷行為をする人が集まる場ではお互いがお互いを比べてしまう傾向があります。

特に、自傷した回数や傷の深さを報告し合う場は、回数や程度の数値をもとに比較がしやすくなるため、本来はフラットなはずの仲間内で優劣が生じやすくなります。

ともすると「自傷の程度がよりひどい人のほうが偉い」という負の階層意識が生まれ、より上位の、自傷の頻度や程度が重度である人が発言権や決定権を持ち、その人の意見にほかのメンバーが従うような構図になってしまうことがあります。

いつしか、何が自傷行為をするにふさわしいつらいことで、何がそうではないのかジャッジしたり、よりつらい状況にあると認められた人しか弱音や愚痴を言えなくなったり、お互いが牽制《けんせい》し合う場になってしまった例も耳にします。「仲間に認めてもらうにはもっと自傷しなくては」と思い込み、自傷行為がエスカレートしてしまう可能性も否定できません。

事実、自傷行為を中心に扱う自助会が日本にもかつてありましたが、傷の比べ合いがもとでトラブルが起き、やむなく解散に追い込まれた例があります。※5

仲間内では正直に打ち明けたくなる気持ちはよくわかります。しかし、自傷回数や程度の情報交換をすることで、かえって孤立感を深めたり自傷行為の頻度を高めてしまう原因にもなり得ます。

どれだけつらいか、大変かは自傷行為の程度や置かれている境遇で単純に比較できるものではありません。仮にもっと苦しい、つらい境遇にいる人がいたとしても、

あなたがつらいと感じているなら、それはつらいことなのです。

無意識のうちにお互いのつらさ比べをしているような場は、離れましょう。

そして、できればあなた自身も自傷の程度を報告したり画像をアップする行為は控えていただけたらと思います。

☑リアルで会わない

ネットで知り合ってＬＩＮＥやＳＮＳのＤＭ（ダイレクトメッセージ）で頻繁に話すようになると、こんなに話が通じる人ならば、今度リアルで会ってみよう、という流れになるのは自然なことです。

リアルで話の通じる友人ができるのはとても心強いことです。しかし、できれば自傷行為が続いているうちは、友人であっても対面で会うのは避けてほしいのです。

それというのも、対面で会うことでお互いの傷の程度がわかり、お互いがお互いの比較対象になってしまう傾向があるからです。

傷や血に普段から見慣れていたとしても、人の傷跡をじかに目にすることにはまた違ったインパクトがあります。

隠していても、どちらのほうが傷跡が多いのか深いのか疑心暗鬼に陥ったり、無意識のうちに比べてしまう原因になり得るでしょう。

また、自傷行為で悩む人は、人との距離の取り方に苦手意識があり、些細なきっかけで関係性をこじらせやすい傾向があるように感じます。リアルで会うことでもっと親しくなりたいと相手に接近しすぎてしまい、お互いが苦しくなってしまう恐れがあります。

もし運よく仲がよい人が見つかったら、オンライン通話で話すにとどめ、リアルで会う機会は先延ばしにすることをお勧めします。

お互いにとって居心地のよい関係でい続けるためにも、物理的な距離は保ちましょう。

困ったときの相談窓口を知っておこう

自傷行為を含めたメンタルヘルスの問題を扱っている相談窓口をご紹介します。

あなたがいま一番悩んでいることは、人にはなかなか話せないと思います。ですから、**「悩み」を話すというより愚痴を言う**ことから始めましょう。

「学校に行きたくない」「友人に腹が立つ」「これどうしよう？」を人に話すことで、内容を整理したり、違う方向からの意見をもらったり、解決のヒントを探るのです。

こうした、「気持ちを言葉にする」「問題を整理する」「感情を受け止めてもらう」「違う方向から考える」ことを日頃から繰り返しておくと、あなたが一番解決したい悩みに対峙《たいじ》するとき、その経験が役に立つかもしれません。

なお、次から紹介するものは2024年8月現在の情報をもとにしています。各サイト、アカウント等は予告なく変更になる場合があります。

SNSで相談したいとき

・チャット「あなたのいばしょ」（https://talkme.jp/）
（24時間365日・無料・匿名／特定非営利活動法人 あなたのいばしょ）

・ＬＩＮＥ「生きづらびっと」（https://page.line.me/eds9972b）
（特定非営利活動法人 自殺対策支援センターライフリンク）

・ＬＩＮＥ「こころのほっとチャット」（https://page.line.me/tch1397q）
（特定非営利活動法人 東京メンタルヘルス・スクエア）

・10代～20代の女性のためのＬＩＮＥ相談（https://page.line.me/ahl0608p）
（特定非営利活動法人 ＢＯＮＤプロジェクト）

電話で相談したいとき

・よりそいホットライン（一般社団法人 社会的包摂サポートセンター）
TEL ０１２０‐２７９‐３３８
（フリーダイヤル・無料／岩手・宮城・福島県からは、０１２０‐２７９‐２２６）

・＃いのちＳＯＳ（特定非営利活動法人 自殺対策支援センターライフリンク）

TEL 0120-061-338（フリーダイヤル・無料）

・いのちの電話（一般社団法人 日本いのちの電話連盟）

TEL 0120-783-556（フリーダイヤル・無料）

・こころの健康相談統一ダイヤル（都道府県・政令指定都市）

TEL 0570-064-556

・こどものSOSの相談窓口（文部科学省）

TEL 0120-0-78310（フリーダイヤル・無料・24時間）

病院を探したいとき

厚生労働省が2024年4月から全国統一情報提供システム「医療情報ネット（ナビイ）」を提供しています。全国の医療施設を、精神科・心療内科などの診療科目で検索することができ、地域や規模など詳細な条件をつけて検索することができます。「いま住んでいる県では病院が少ないため、隣接している県でも病院を探したい」ときや、「もしものことを考えて入院もできる病院に通いたい」ときなど、さまざまな要望に合わせて病院を網羅的に探すことができます。

・医療情報ネット（ナビイ）
(https://www.iryou.teikyouseido.mhlw.go.jp/znk-web/juminkanja/S2300/initialize)

　そのほか、精神保健福祉センターや保健所でもメンタルヘルスの相談に乗ってくれます。地域の相談窓口を検索してまずは問い合わせてみてください。

・全国精神保健福祉センター長会
(https://www.zmhwc.jp/centerlist.html)

・厚生労働省・保健所管轄区域案内
(https://www.mhlw.go.jp/stf/seisakunitsuite/bunya/kenkou_iryou/kenkou/hokenjo/)

わかってほしい身近な人にYouTubeを見せて

あなたにとって身近な人、特に親や恋人、親友には自傷のことを誤解せずに正しく知っておいてほしいところです。

少なくとも、頭ごなしに否定されたくないですし、相手がよかれと思ってしたことで余計につらくなることは避けたいですね。

でも、こんがらがった気持ちを、身近で大切だけど時には厄介にも感じる相手に伝えることには困難が伴います。なんとか説明しても「甘えているだけ」と反論されてしまうかもしれません。

もしかすると相手は、「あなた」が主張することだからこそ否定したくなるのかもしれません。赤の他人に起きたことであれば冷静に話を聞いたり共感できるのに、大事な身内のこととなれば、あれこれ口を出したくなるものです。

ですから、相手にはあなた以外の「他の人の傾向」がわかるような情報や専門家の意見を知ってもらうことが大切です。

たとえば、精神科医の益田裕介先生が、自傷行為の解説動画をいくつかYouTubeにアップしていますから、こうした動画を見てもらうことをお勧めします。

①「自傷、リストカットについて、どういう人がやりやすいのか、治療方法について解説します」(https://www.youtube.com/watch?v=UOORy1dbgcc&t=852s)

②「ODやリスカにひきますか? 自傷行為があったときについて解説します」(https://www.youtube.com/watch?v=iKSTdZuioMs&t=226s)

③「第二部各論 第1章8節 リスカやOD、自傷行為を完全解説。メカニズムから治療法まで」(https://www.youtube.com/watch?v=rFNUj04afPw)

④「第二部各論 第1章8節 自傷行為(リストカット)の治療法」(https://www.youtube.com/watch?v=5DYEONGHD4k)

⑤「リ◯トカットについて解説します。落ち着くメカニズム、特徴や治療」(https://www.youtube.com/watch?v=YvTLVHb5vFE)

① ② ③ ④ ⑤

相手にリンクを送るときは、なんのために見てほしいのか伝えましょう。

「私もなぜ自分を傷つけてしまうのか考えて、いますぐは無理でもいずれ治していきたいと思っている。だから、もしよかったら一緒に勉強してくれない？」

「自分ではどうしてもうまく説明できないけど、あなたにはわかってほしいと思っているから、時間があるときに見てほしい」

できれば、あなた自身もその動画を見てみてください。自傷行為に関する理解が深まり、つらい気持ちが軽くなったり、対処法が見つかるかもしれません。

医者・心理士など医療機関へのかかり方

病院やクリニックに行きたい気持ちはあるけれど、医療機関に強い苦手意識を抱いて、受診をためらう患者さんは非常に多くいます。

私が患者さんに、自傷に関してこれまで病院にかかったことがあるかと治療歴を聞くと、「病院には行っていない」もしくは「1回行って行かなくなった」と答える方が少なくありません。または、精神科や心療内科に通院していても、自傷については相談したことがないという人もいます。

おそらく、過去に勇気を出して行った病院で傷つけられるようなことを言われたり、冷淡な態度を取られた経験があるからでしょう。場合によっては、治療の場でされたことがトラウマになっているかもしれません。

いま、日本ではリストカットやオーバードーズなどの自傷行為を診ると掲げている病院やクリニックは徐々に増えてきました。

しかし、いまでも、自傷行為をしている患者さんはトラブルを起こすという思い込みから、「自傷患者さんお断り」と院内ルールを設けている病院はまだまだあるようです。もしくは、自傷行為に関心を持つと患者さんが癖になると思い、医師の側から積極的には触れないという暗黙のルールもあるようです。

おそらくですが、医療関係者は基本的に「体（心）の疾患」を治すこと、つまりいまの状態からよりよい状態に導くことを使命として職務にあたっているため、意図的に体に損傷を与える行為が、どうしても不可解に思えてしまうのかもしれません。

特に形成外科や皮膚科、美容外科では自傷行為を含め、精神科領域の医学的知識が足りないため、患者さんに相談されても適切な応対がしきれていないのが現状です。

自傷をやめたいから病院に行くのに、自傷をやめなくては病院で診てもらえない。
傷に対して適切な治療や処置を求めたのに、説教されたり怒られる。
トラウマ体験を否定されたり精神的におかしな人だとレッテルを貼られる。

こうした不条理を経験すれば、誰だって心を閉ざしたくなりますし、専門家に頼ろうという気持ちにはならないでしょう。

それでももし、自分のために新しく病院に行ってみたいと思うときがあったら、ぜひ次のことをしてみてください。

相談先は「ここだけ」より「たくさん」

自傷行為について専門的に扱っている病院があれば「この人ならなんとかしてくれるかも」と飛びつきたくなるところです。

しかし、自傷行為の治療ができる病院はまだまだ少なく、多くの場合、予約が必要です。人気の病院なら、予約から受診まで数カ月から半年待ちということも珍しくありません。

何カ月も苦しい状態を耐えしのぎ、やっとの思いで診てもらえたのに診療時間は5分で終わり、話も十分に聞いてもらえず、心が折れてしまったという患者さんの話をよく聞きます。

ですから、下調べをして「よい病院」を探す際には、できれば**複数の医療機関に**

当たりをつけることをお勧めします。できれば、**同じタイミングで予約してしまってもいいかもしれません。**

相談先の候補を多めに設けておくことで、ひとつの病院に期待しすぎずに済みますし、仮に行ってみて手応えがなくても「次の病院に行ってみよう」と気持ちを切り替えやすくなります。

また、比較対象があることで病院の良し悪しが見えてきて、自分なりのよい病院・よい医師の判断軸が見つかるでしょう。

「これがベストな病院なはず」と決めうちをせずに「あれもこれも」と選択肢を持っておいたほうが、よい相談先に巡りあいやすくなります。

反応の薄い医者だったら変えてもいいよ

再び松本先生からのアドバイスを紹介します。

医療機関で医師にかかる際、試しに「リストカットしている」「過去に自傷行為をしていた」と告白してみて、反応を見てみましょう。

頭ごなしに否定したり、「そんなことはしてはダメだ」と、「自傷」という現象を善悪という軸でジャッジする医者は避けたほうが望ましいでしょう。

医者は本来、患者さんに何か困りごとがないか聞くべきであって、善悪で物事を決める立場にはありません。反応がいまいちだったら、思い切って医者を変えるぐらいの心持ちでいましょう。

診察室では悪い出来事を隠さない

他人に迷惑をかけたくないし、どうせ私は誰にも助けてもらえないだろう。結局、頼れるのは自分だけだ。

せっかく医療機関にかかっても、つらい気持ちに蓋をして大丈夫なフリをしていませんか。

たとえば、「これは言わないでおこう」と、自分に起きたことを取捨選択して話したり、最近の調子を聞かれても「平気です」「大丈夫」「変わりはありません」と返していませんか。

もしくは、死にたいぐらいつらいのに、「ちょっと落ち込んでいただけ」と自分のつらさを矮小化して伝えたり、自傷した回数や気分が落ち込んだ頻度を、実際より少なく伝えていませんか。

医者をあなたにとってサポーティブな存在にするためにも、自分にあった嫌なこと、悪いニュースを隠さず相手に伝えましょう。あなたの状態を詳しく知ることで、医者もあなたに合わせた対応を考え調整してくれます。

相手に悪いと思って言うのを控えてしまうような情報ほど、なるべく話す練習をしましょう。

「しばらくやめていたけど、またリストカットしてしまった」
「ものすごく悲しい気持ちになって今週は〇回切った」

「教えてもらった方法を試したけれど、うまくいかなかった」

医者や相談相手を目の前にすると遠慮して言えなくなってしまう場合は、あらかじめ日記をつけておいたり、話したいことをメモしておいて、それを診察室で読み上げてもいいかもしれません。

ポイントは「実際に起きたこと」を中心にまとめることです。

いつ自傷行為をしたのか、そのときはどんな気持ちだったのか、何が起きたのか、**事実をメモとして書き残す**ようにしましょう。

あなたのいまの状態をより正確に伝えることで、相手から役に立つアドバイスを引き出しやすくなります。

「私のせい」をやめて次に行こう

勇気を出して話してみたけれど、思ったような結果が得られないこともあります。

もしかしたら、やっぱり言わなければよかったと後悔することもあるでしょう。

大事なことは、**「私が悪い」と自分を責めない**ことです。

もしかすると、あなたは自分のせいにしたほうが心の収まりがよく、周りとの関係性も安定するように感じられるかもしれません。

しかし、物事がうまくいかない原因をすべて自分のせいにすることで、他の人があなたの問題に気づいたり、手助けをするチャンスが以前より減っているのではないでしょうか。

あなた自身も、人と会う機会を避けたり、人に本音を言わなくなったりと行動範囲を自然と狭めていませんか。自分なんてダメだ、もうどうでもいいやと自暴自棄になってしまう気持ちは、痛いほどわかります。

私は長年、形成外科医としてさまざまな人の疾患や怪我を治す手助けをしてきましたが、医療機関のサポートを得てよい方向に回復する人にはある特徴があります。

それは、**自分に対しても、人に対しても「諦めていない」ということ**です。

形成外科で扱う症状は、損傷や怪我の大小を見た目で測ることができます。

その客観的な指標の通り、傷がより大きく深い患者さんほど回復には時間がかかりますし、損傷部位が小さく軽ければ軽いほど早くきれいに治ります。

しかし、損傷の目立たなさと患者さんの精神的な満足度は必ずしも一致しないことがわかってきました。

医師の目から客観的に見て、まったく気にならないレベルの傷跡でも、患者さん本人は目立ってしょうがないと深く思い悩み、自宅に引きこもったりと生活に支障が出ることは少なくありません。または、その反対に大きな傷跡が残っていても、気にせずこれまで通りに過ごしている患者さんもいます。

どうやら、傷跡がきれいになっていたとしても、心の回復がそれに伴わないと体のよい変化を受け止められず、自分に自信を持つことにつながらないようなのです。

患者さん自身が自分のことをなんとかしたいと積極的になり行動しない限り、本当の意味で回復に至らないのでは、と私は考えています。

ですから、**「自分はダメだ。どうせ誰にも助けてもらえない。それは全部自分のせいだ」と、自分を追い詰めるのを少しだけやめてみませんか。**

他人から理解されなかったり嫌な気持ちになることを言われたら、その人から離れていいのです。

「自傷した自分が悪いから」と我慢したり、「どうせ自分は」と諦めて不快な状況を受け入れ続ける必要はありません。

たとえ、**善意からの言葉であったり専門家が言ってくれたことであっても、あなたの心が楽になれないのであれば、一緒に治療をしていくことはできません。**

誰かを嫌ったり避けることは回復のために必要なプロセスです。「ここには来たくない」と感じたら、次に行きましょう。**次に行こうと行動すれば、次は見つかります。**

あなたが「理解してくれたり助けになってくれる人はきっといるはず」と歩み続けることが、回復の道しるべになるはずです。

自分を治せるのは医者ではなく自分

よい治療者、支援者と出会えた人の共通点は、「病気を治すのは医者ではなく自分」という意識を持っていることです。

どれほど経験豊かな専門家であっても、あなたの特性を理解して歩調を合わせるには時間がかかります。専門家の知識や技術を借りながら、あなた自身が自分をサポートできるよう、行動してみましょう。

もっとも**あなたのことを熟知しよくわかっているのは、あなた自身にほかなりません**。自分の持っている潜在的な力を自分を治すために使ってみましょう。

・行動観察をしてみる

自傷行為に限らず、あなたが不快な感情に襲われたり、特定の思考パターンに入った前後に、メモを取るようにしましょう。いつ、どんなときにその状態になったのか記録を残すことで、そうした状態を引き起こす原因が見つかりやすくなります。

　または、「××を考えていたら、いつの間にか○○だと思うようになっていた」など、あなたの思考の癖や考え方のパターンが見えてくるかもしれません。

　特徴やパターンを自覚することで、「どうしたらこの感情に襲われないようにできるか」など具体的な対処法を治療者と一緒に考えることができます。

・服薬の管理をする

　医者から薬を処方されても、飲みきれずに放置していませんか。まずは飲み続けること、そのうえで副作用がないか、状態に改善が見られるか医師に報告しましょう。きっちり飲み切ることが、自分に合った薬を見つけることにつながります。

・依存先を増やす

　相談できる相手が見つかっても、他に頼れる人がいないか探しましょう。

　それというのも、特定の誰かに「あの人ならわかってくれるに違いない」と期待しすぎると、相手があなたのニーズに応えられないとき、「やっぱり誰もわかってくれない」と幻滅し、孤立感を深める原因になり得るからです。

相談できる相手を、自分にとってサポーティブな存在にするために、「これについて話すならこの人」「これをするならここ」と、自分の心が安らげる対象を広げていきましょう。

自傷する人を支える人へ

私が主宰している日本自傷リストカット支援協会には、自傷行為に悩む当事者の方の他に、身近に自傷行為をしている人がいて、関わり方に迷っている支援者の方もいます。特に増えているのが、お子さんの自傷行為をやめさせようと接し方のヒントを求めて加入されるケースです。

なんとか助けたいが、いざ身内のこととなるとつい口うるさく言ってしまう。優しくしようとして空回りしてばかり。自傷行為の原因は、もしかしたら自分にあるかもしれないが、どうしたらいいのだろう。

自分を傷つける人を支えたい人も、迷いながら日々の接し方を探っているのではないでしょうか。

自傷行為に悩む当事者の方に、周囲の人にどう接してほしかったのかを聞くと、「してほしかったこと」にはバラつきがあり、共通項が見つからないことが判明しました。

それというのも、血縁関係があったり、親しい友人・恋人であったとしても、当事者の方と支援者の方、それぞれに性格もバラバラで置かれている環境もさまざまです。一律にこうすればよいという正解が見つけにくいのです。

一方、当事者の方から寄せられる「してほしくない接し方・声かけ」には共通項があります。

本項では、自傷行為に悩む人を支えたい、力になりたいとお考えの方にぜひお願いしたいことをまとめています。「してはいけないこと」に気をつけるのは本来難しいことですが、情報として知っておくだけでも明日のコミュニケーションによい変化が生まれてくるはずです。

支援者のための「しないことリスト」

✓自傷行為を非難しない・否定しない

自傷行為を目撃したり、傷跡の存在に気づいたとき、「もうこんなことはやめなさい」「まーた、切ったの！」「なんでそんなことするかな」と、思わず非難していませんか。

または、言葉にはしなくとも、目をそらしたりため息をついたりと反射的に、否定的な態度を取ってしまう方は多いと思います。

大事な人が自分を傷つけているのを見るのは、とてもつらいことです。周りとしては、大事な人が自分の健康を損なうような行為をしていたら、やめさせようと思うのは当然のことです。

しかし、これまで見てきた通り、自傷行為はその大事な人にとって何か大切な役割があるはずです。自傷行為以外の方法では代用できず、他にどうしようもない状況に立たされているなか、唯一の頼りだった自傷行為を封じられてしまうと、本人はさらなる苦境に立たされてしまうでしょう。

場合によっては、もっと過激な自傷行為へとエスカレートする恐れがあります。

自傷行為をする背景には、痛みなどでしか紛らわすことができない生きづらさが隠れています。

自傷行為をやめさせたいところですが、まずは本人の痛みでしか救われない苦しみがあることを理解し、受け止めることが大切です。

「自傷行為をやめろ」と言うのは、まずやめましょう。「そんなことしてもどうにもならないのに」「傷跡が残るよ」など、やめさせるための言葉がけも、控えていただきたいと思います。

もちろん、自傷行為をそばで見ていて冷静な気持ちではいられないでしょうし、感情が強く揺さぶられることもあるでしょう。その際は、自傷行為をやめるべきかどうかより、「心配」「気掛かりだ」「助けたいと思っている」とご自分の素直な気持ちを伝えるようにしましょう。

「きっと自傷行為しなければいられないことがあるんだよね。よかったらそれについて、話を聞きたいと思っているよ。でも、あなたが自分を傷つけているのを見るのは、私はやっぱりつらいのが本音。だから、あなたの傷跡が増えていることに気づくと、冷静ではいられなくなってるの」

大切なことは、相手の思いとあなたの思いの両方を認めることです。

自傷行為をしている人を支えたいと思っているあなたは、重要なキーパーソンです。相手との関係性を良好に保つためにも、相手が自傷行為をする自由に踏み込まず、何かつらいことがあるのだと認め、「相手がどうするべきか」ではなく「あなたがどう感じているのか」を伝えるようにしてください。

☑自傷の理由を決めつけない

「私へのあてつけのつもり？」「本気で自殺するつもりじゃないくせに」など、自傷した理由を決めつける行為は、避けてほしいところです。

また、本人の発言に対して「本当は別の理由があるんでしょ」と否定したり、「そんなことで自傷したの？」など自傷するに至った背景を無視することも、控えていただきたいと考えています。

残念ながら、こういったことを身近な人に言われたことで、さらに自傷行為がエスカレートしたり、関係性がこじれたりした例を非常によく見聞きします。

自傷行為をする理由は本人が一番よくわかっています。言葉で説明できなくとも、体でその必要を感じているはずです。

ですから、理由を決めつけずに「何かつらいことがあるのだと思う。話してくれるなら理由を聞きたい」と伝え、相手の話を聞くようにしてほしいのです。

その際は、「でも、私に話したくないならそれでもいいよ」「病院の先生に話してみるのはどう?」と、言わない選択肢があることや、他の人に言う選択肢があることも忘れず伝えてあげてください。

相手が自分から言い出すまでは、無理に心を開かせようとしたり、執拗《しつよう》に聞き出そうとすることは控えたほうがよいでしょう。

☑自傷行為をやめる取引・交渉をしない

たとえば「今週、切らなかったら来週は塾をお休みしてもいいよ」などと、自傷をやめることを条件にした取引を持ちかけていませんか。

メリットがあればやめられるだろうと思いがちなところですが、残念ながらこうした取り組みは、総じてよい結果をもたらしません。なぜなら、自傷を必要とするほどつらい状況にいる人にとっては、他のメリットの効果は限定的であり、あまり長続きしないからです。

もし、お腹が空いてしょうがないときに、布団で横になってもいいと勧められてもピンとこないですよね。ちょっと横になっても、何か食べたいという気持ちはなくなりません。

自傷行為もこれと同様に、自傷行為を必要とするような原因にアプローチしない限り、自分を傷つけたいという衝動は収まりません。

また、取引のなかで「今週は自傷しない」「自傷行為の回数を○回に減らす」など目標を明確にすることで、約束を守れなかったときに、羞恥心や罪悪感、屈辱感がます危険性があります。

約束を守れないストレスにより、さらに自傷行為が増えていく恐れもあります。取引は功を奏しないことを念頭に置いていただければと思います。

☑自傷する道具を奪わない

身近な人が自傷行為をしていて、刃物などの危険物がすぐそばにあれば周囲の人は気が気ではありません。そのため、カミソリやカッターなどの道具を本人の知らない間に処分することでやめさせようと試みる方もいます。

道具がなければそのときは自傷行為を止められるかもしれません。しかし、道具を捨てることで、あなたが自傷をよく思っていないことが伝わり、相手は自傷行為を隠すようになるでしょう。

または、別の自傷行為に移行する恐れもあります。処方薬や市販薬の乱用など、ぱっと見ではわかりにくい自傷行為へ対象を広げ、その結果、吐き気や多臓器不全などの副作用に苦しめられ問題が重層化していくケースが近年増えています。

道具の管理を本人にゆだねたうえで、「刃物は目につかないところに保管してほしい」と管理するうえでのルールを伝えるようにしてください。

または、「血液の始末だけはしてほしい」「汚れた衣服は自分で洗ってね」と自傷行為の後始末のルールを決めるのもいいでしょう。

体のケアをすることで心のケアを学ぶ

「やってはいけないことはわかるけど、それでも何かしてあげたいときはどうすればいいの？」

もし、大切な人のために何かをしてあげたいときは、「絆創膏や包帯を巻いてみない？」と傷の手当てをすることを提案してみてください。本人が嫌がらなければ、優しく絆創膏や包帯を巻いてまずは傷のケアをしましょう。ケアの方法は第2章67ページを参考にしてみてください。

ちゃんと傷の手当てをするということは、自分を大事にすることのひとつだと私は考えています。

自分を大事にしろ、とはよく言われることですが、自分を大事にするとはどういうことなのか、何をどうしたらいいかちょっとわかりにくいですよね。「自分の価値を認める」ことの大切さは頭ではわかっていても、実行するには困難が伴います。

ですから、まずは**「自分が大切にされた」経験を増やしていく**ことから始めましょう。他人に繰り返しケアをされることで、「自分を大切にする」とはこういうことだと実感し、自分で自分をいたわることができるようになります。

体にアプローチすることで、心のあり方にもよい変化が生まれるのです。

手当てをするときは無言でもかまいません。無言でも、体を丁寧にケアすることで伝えられることがあるはずです。

大事なことは、**いつも変わらず辛抱強く手当てをし続ける**ことです。粘り強く処置を続けることで、「自傷行為を受け止めてもらえる」場所ができ、それがよい変化へとつながるはずです。

困ったときは誰かに助けを求めていい

自傷行為をする人が身近にいることで、自分がなんとかしなくてはと焦ったり、やめさせられないことに罪悪感を覚えていませんか。

ともすると、あなた自身も問題をひとりで抱え込んでしまっているかもしれません。

あなたは自傷行為をする人にとって、重要なキーパーソンです。共倒れにならないためにも、まずはお住まいの地域の精神保健福祉センターに相談してみてください。相談員の方が状況を整理する手助けをし、自傷行為に対応できる相談機関や医療施設につなげてくれます。

あなたが他人に助けを求める手本を見せることで、「困ったときは誰かに助けを求めていい」ことが本人に伝わりやすくなるでしょう。

精神科・心療内科などの病院には、本人が希望したタイミングで行くのが望ましいでしょう。本人がどうしても気乗りがしない場合、夜の眠れなさや不安に対して、まずは薬をもらうという名目で病院に行くことを提案してみてください。

大事なことは、**傷ついた人を支えるあなた自身も孤立しない**ことです。閉じた関係性のなかでは、新しいよい変化は生まれにくくなります。なるべく問題に関わる人を増やし、関係性を開くことで、解決方法を探っていきましょう。

※5　南条あや『卒業式まで死にません　女子高生南条あやの日記』（新潮文庫、2004年）

人からされて嬉しかったこと、してほしかったこと

「こんなに切って痛かったね、
しんどかったね」と、傷の手当をしながら
何度も言ってくれたこと。
自分を傷つけるぐらい自分を責めて、
とてもつらかったんだねと、
いまの自分の状況に寄り添ってくれた。
隣にいて、ゆっくり並走してくれる
感じがした。

1回話を聞いて終わりじゃなくて、
定期的に話を聞いてほしい。
1回話しただけで問題って解決しないから、
何回も自分から話を聞いてくれたら嬉しい。
わかろうとしてくれる人がいたら、
話したくなるかも。

自傷を繰り返しても
嫌な顔をしないでほしい。
またかよって思うだろうけど、自傷って
そうなるまでに長い年月を経ているから、
そんなに簡単にやめられない。
きっかけは些細なことでも、
背景はすごく複雑だから。

自傷がやめられなくて
父親から責められているときに、
母親が「自分でやめようと思って
やめられるなら、とっくの昔に
やめているよ」と
かばってくれたこと。

「素朴な疑問なんですけど
痛かったりするんですか」。
自傷ってスルーされるか否定されるか
しかないから純粋に自分に興味を
向けてくれたことに好感が持てた。

自傷を受け止められないのはわかる。
でも本人が自傷行為を必要としていること、
つらいことを否定しないで。
感じていることを「つらいんだね」って
いったん受け止めて。
死なないように必死に食いしばって
いるのは、その人自身だから。

抱きしめてほしかった。
手をつないだり、一緒に悲しんでほしかった。
解離状態がひどいとき、真っ暗な海のなか、
ひとりで必死に溺れないように
もがいてるみたいだった。
いつこの状態から解放されるのかわからない。
どうしたら治るのかもわからない。
だから、ひとりじゃないよって言葉ではなくて、
態度で教えてほしかった。

普通に接してほしい。
自傷していると、おかしくなった人だって、
人として一線引かれてしまう。
自傷行為はたしかに珍しいかもしれないけど、
ストレス発散方法のひとつにすぎないから、
「自傷している私」ではなく「私」と
話をしてほしい。

「あなたなら大丈夫」って言われたこと。
自傷していて、ずっと誰にも信用されなかったから。
やめたいのにやめられなくて、自分のことを信じられ
ないし、周りもどうせまたやるでしょって信用しない。
だから、信用されたのが嬉しかった。

「切っちゃったんだね」
「つらかったんだね」。
自傷をだめとかいいとか
評価せずに、
伴走して見守ってくれた。

相手を変えようとするよりも、
批判もせずに受け止めて
変わらずそばにい続けてほしい。
何十年後かわからないけれど、
絶対にいつか気づくから。

もし相手に関わるなら、
自分はどこまでできるのか考えてほしい。
絡んでいる問題は複雑で厄介だから、
それに触れたくないなら理由を聞かないほうが
いいと思う。自傷する人にはなんとなく優しくしな
きゃって思うかもしれないけれど、軽はずみに
優しくすると自分も潰れるし、
相手も余計につらくなると思う。

今日、こういうことが
あったってことを、
そのまま受け入れて
ほしい。

第4章

そして周囲との関係を結び直す

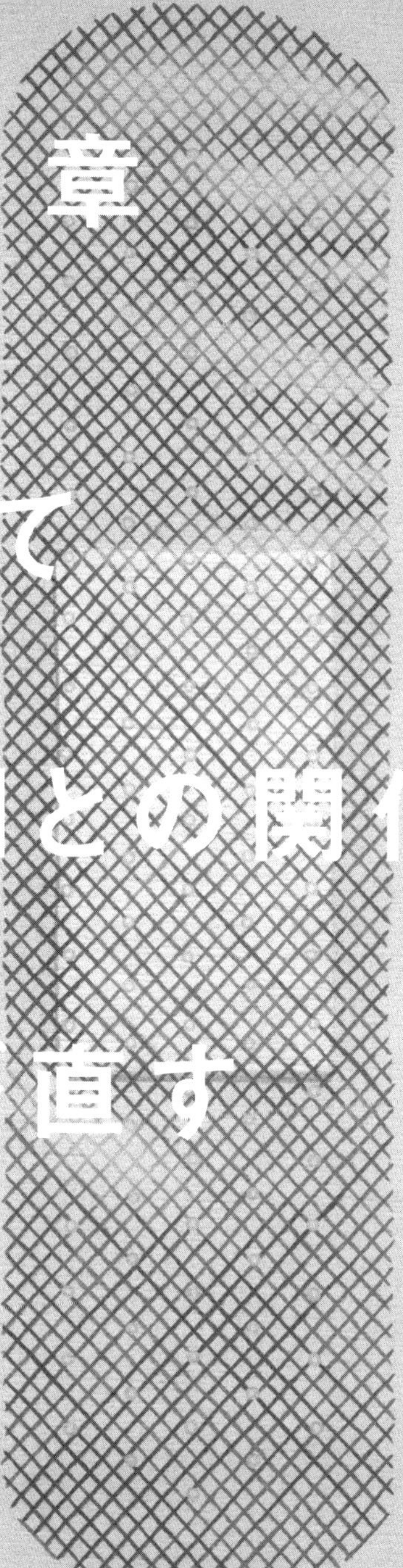

傷は、損傷を受けたときがもっともダメージが大きく、時間の経過とともに傷がふさがり、かさぶたが取れ、赤みが引いてもとのなめらかな皮膚を取り戻し、回復に向かいます。

医学的に見ると、後に残る傷跡は生命の危機を脱した証拠とも言えます。

たとえば救急医療であれば、損傷を受けたばかりの傷は医療的処置が必要と判断して治療しますが、傷跡になってしまえば「損傷を負う前の機能面に問題のない身体を取り戻した」と見なして、治療の対象からは外します。

しかし、本当の意味でもとに戻ったと言えるでしょうか。

形成外科の立場から見れば、治った証《あかし》があるからこそ、自分と他人との間に一線が引かれ、誰かと心を許しあったり、進学・就労などを通じて社会との接点を幅広く持つことに、困難が生じるのではないでしょうか。

たとえば、傷跡があることで患者さんは着る洋服に気を遣うようになったり、肌を露出するイベントを避け、交友関係を制限する傾向があります。

また、半袖制服の着用が義務付けられていたり、腕をまくる機会がある仕事には従事できず、就労先が限られてしまう問題もあります。

特に一般的に権威性があるとされやすい職業、たとえば医者や看護師、薬剤師、教師などの職種は、職務をまっとうするうえで専門知識・技術の習得のみならず、精神的に強く安定していることが求められます。

傷跡の存在はこの「身体的・精神的に業務を担える能力がある」という点に疑問を生じさせる可能性があり、降格や職場の異動を命じられるなど、職務上の不利益を被る恐れがあります。


そして、もっとも重大な問題は患者さん自身が「自分には価値がある」と思えず、自分の存在を毀損《きそん》してしまうことです。

家族や友人といても何か悪いことをしているような負い目を感じたり、やってみたいと思う選択肢が目の前にあってもそれを手に取る資格がない、と自分を抑えつけて諦めてしまう。

傷跡を一種の負の烙印《らくいん》として意識するようになるひとつの転機は、傷が他人の目に触れることで相手の眼差しを通じて、それが持つインパクトを実感してしまうことにあるでしょう。

なんとなく察するようなよそよそしい態度、自分とは違う者に対して線を引くときの、あの独特の空気感を感じ取り、そのたびに患者さんには「自分はしてはいけないことをしている」のだと自覚します。「自傷しなくては生きていけない」現実と「ダメなことをしている、やめなきゃ」という理想、その未来は混じり合わないふたつの思いに患者さんは苦しめられるようになります。

傷跡を抱えて生きることには、こうした矛盾と葛藤、自責の念の揺れ動きがつきものです。患者さんは人生のさまざまな局面において、その問題に向き合うことになるでしょう。

その揺らぎのなかで、周りにいる家族やパートナー、友人、自分の子ども、近しい人との関係を、どう構築し結び直していくのか。相手との関係性を構築するうえで「自傷行為を打ち明ける」べきか、「なかったことにする」のが正しいのか。

これらはとても大切な問いですが、それゆえに正解はなく、その人のなかで答えを模索するしかありません。

そこで本章は複数の患者さんのエピソードをもとに、自傷行為と周囲の人との関係性について考えてみます。人との接点が患者さんにとってどのような意味をもたらしたのか、取材を通じておぼろげながら浮かび上がってきました。

患者さんの人生とそれぞれの選択が、あなたの人生のどこかで、もしかしたら参考になるかもしれません。

誰にも言えない苦しみをわかってくれた

傷跡というデリケートな問題を誰かと共有することを考えるうえで、友人という身近な存在はひとつ目の大きな関門だと言えるでしょう。

村田愛菜《まな》さんは、友人に自傷行為を打ち明けたことが、自傷との向き合い方を変える大きなきっかけになったと語るひとりです。

村田愛菜さんのケース

村田さんは学生として映像の専門学校で視覚芸術を学んでいます。村田さんにとって自傷行為は「頑張るための努力」でした。

「小さい頃から両親にはずっと期待されていました。父と母はずっと自営で働いていて、勉強ができれば、大卒だったら、もっと別の人生の選択肢があったのではと悔いがあったらしくて。だから、私たち子どもには失敗してほしくなかったんです」

人生の選択肢を広げるために、いまは我慢して頑張る。それは村田さんの家族のなかで、絶対的な価値観として君臨していました。幼少期の頃から学校のテストや宿題は完璧にこなすことを求められ、目標点に達しなかった際は父親から厳しく責め立てられたそうです。

三つ上の兄に比べて成績がよかった村田さんは、与えられたハードルを難なくクリアできていたこともあり、両親の期待を一身に負うようになります。村田さん自身もそれに応えようと勉強に励み、自分を追い込んでいきました。

中学に入ると夕方は塾に通い、夜は両親の監視のもと宿題と塾の課題をこなし受験対策に打ち込みます。村田さんをそこまで駆り立てていたものは「価値のある人間にならなくてはいけない」というプレッシャーでした。

「やらなくちゃって思ってたんです。小学生の頃は勉強しなくても成績がよかったけど、いざ進学校に入ってみたら私より勉強ができる人は世の中にたくさんいるってわかったんです。子どもの頃から母が言っていたんです、女の子はどんなに可愛くても頭がよくなければ意味がないよねって。だったら、私は意味ある人間になりたかった」

期待に応え続ける村田さんに対して、両親はさらに厳しく成績を求めるようになりました。テストの結果は父親に逐一確認され、少しでも減点やミスがあればなぜできないのかと反省を求められる。強いプレッシャーと緊張感のなか、村田さんは、勉強に集中するために自傷行為を始めました。

「両親も結果が出せないのがもどかしいのか、思ったような点数が取れないと手が出るようになりました。お前が悪いからだと殴られているときは、点が取れなくて悔しい気持ちと自分を責める気持ちがごちゃ混ぜだった。それなのになぜか強烈に悲しい。この混乱をどうにかしたくて腕を切ってみると、不思議な達成感があって、気持ちが楽になりました」

自傷行為の痛みで注意が切り替えられることも、村田さんにとっては好都合でした。両親からの激しい叱責に耐え、ひとりで自室に戻った後、腕を切ることで、またすぐ目の前の教科書に集中することができました。

自傷することで両親の求める基準をクリアし、学校でも優秀な生徒として評価される。村田さんが「いい子」でいるために、自傷行為はもはや欠かせないものになっていました。

このまま自傷を続けてなんとか頑張り続けたい——そんな村田さんの転機となったのは、高校に入ってできたひとりの友人の存在でした。あるとき、その友人はこわばった表情をして歩いている村田さんを驚かせようと、彼女の肩を前からポンと押そうとしました。

「友人の手が当たりそうになって、私は思わず頭をかばおうとしてしまったんです。いつも殴られたり突き飛ばされていたから、無意識に体が動いてしまって。しまったと思ったら、それを見た友人が謝りながら言ったんです。『もしかして誰かに暴力を振るわれたことがあるんじゃない?』って」

「私はずっと『自分が悪いから』殴られるんだと思ってたんです。テストであと5点取れなかったのは私のせい。私が悪いから、両親に怒られても仕方ないって。でも、友人はそれを暴力だって言ってくれたんです。そのとき、ああ自分が受けていたのは暴力なんだ、暴力だって思っていいんだって、初めてわかったんです。

気づいたら、友人に『実は自傷行為もしている』と打ち明けていました」

理不尽な扱いをずっと自分のせいにしてきた村田さんにとって、「暴力」というたったひと言が、「あなたは被害者だ」と教えてくれたのでした。

友人は村田さんの自傷行為を否定せず、そんなにつらいなら仕方ないよねと受け止めてくれました。

友人の言葉を受け、村田さんはだんだんと日々のちょっとした悩み事や愚痴が言えるようになってきました。そのなかで、村田さんの自傷行為に対する捉え方にも変化が出てきたと言います。

「自分で自分を傷つけることは、一般的にはよくないことだけれど、私にとっては前を向くためにやっていたプラスの行為でもあったから。この傷のぶんだけ戦ってきたし、頑張ってきたし、次の日も生きることができた。傷跡を見ると、頑張ってきたんだなあって思えるようになりました」

大学受験を控え、いよいよ周りが進路を考え始めるなか、両親は有名大学の受験を勧めましたが、村田さんはそこで初めて自分の希望を伝えました。いままでずっとやるべきことをやって、やりきったからこそ、今度はやりたいことをしたい。いい大学に行って選択肢を広げるより、いま、自分がこれだと思う選択肢を選びたい。

村田さんは両親の反対を押し切って、専門学校に進むと決めました。

「子どもの頃から好きだったことができて嬉しい。でも、ここに来てわかってしまったんです。『可愛い』だけでは通用しないのは当たり前だけど、『賢い』だけでもダメなんだなって。センスとか、自分を売り込む力とか、もっといろんな能力がいる。私ってなんにもできないんだなって痛感します」

新たな問題に直面しつつある村田さんですが、苦しみに気づいてくれた友人とはいまでも大親友で、なんでも話せる仲だと言います。また、新しくできた友人の前では、傷跡を隠さずに過ごすこともあるそうです。

「これは頑張ってきた勲章みたいなものだから。できれば一生一緒にいたいし、大切な人の前ではなおさら隠したくないんです。これがあるからいまの私がいるんだよって知ってほしい」

村田さんが自傷行為を打ち明けるに至ったきっかけは、偶然によるものでしたが、友人の些細な、しかし適切な発言がその突破口を開いてくれたのでした。

自傷行為の治療には人との出会いが欠かせないと言います。それは堂々巡りを繰り返す自分の思考、セルフストーリーに、別の人生の観点から異なる文脈を提供してくれるからでしょう。

別の誰かのストーリーと交差することで、「いま・ここ」を新しい目線で捉え直し、「これから」のストーリーを編み出せるのではないでしょうか。

他の人との交わりを恐れない村田さんの前向きさが、傷を勲章に変えてくれたのだと思います。

「自分を大切にする」って何？

今回、話を聞かせてくれた患者さんのなかには、恋人や配偶者、パートナーがいる方も多くいます。傷跡の存在や自傷行為をしていた過去を、相手にどう伝えるかという問題は患者さんにとって大きな悩みの種でもあります。

戸《と》倉《くら》杏《きょう》子《こ》さんも、親しい相手に自傷行為を打ち明けるか悩んでいたひとりです。打ち明けるのをためらっていた背景には、周囲の人から自傷行為を否定され続けてきた過去がありました。

戸倉杏子さんのケース

「自傷していることはずっと人には隠していました。もともと、中学の頃のいじめが原因で長らくうつ状態を患っていたのですが、特に父は病気について理解がありませんでした。精神的につらくて大学に通えなくなっても、いまいる場所で頑張れ、恵まれているくせにと言われて……。自傷してるなんて、口が裂けても言えませんでした」

「大学でも、病気で課題が提出できなくなって、その理由も伝えたうえで期限を延ばしてほしいと相談したのですが、教員の方には『あなたの病気のことは理解したくない』とはっきり言われてしまって……」

　周囲の理解もあり、戸倉さんは傷跡を家でも学校でも常に隠し続けていましたが、それに唯一気づいた人がいました。大学に入って付き合い始めたパートナーに、何かの拍子に傷跡を見られたのです。

　戸倉さんはパートナーに恐る恐る「じつは苦しいときに時々傷つけている」と打ち明けました。「そんなことをするなら別れる」と脅されるのではないかと身構える戸倉さんに、パートナーは意外なことを告げます。

「それで傷はもう大丈夫？　痛くない？　って。責めることもなく、むしろ私の体を心配してくれた。自分では自傷しても手当てしなかったし、体を大事にするって発想がなかったから、驚いてしまって」

それからパートナーは、戸倉さんに笑顔の練習をしてみようと誘いました。もともと戸倉さんは人前で笑うのが苦手で、笑う際には口元を隠す癖がありました。過去に、父親から笑った顔が気持ち悪いと言われて、人前で口を開けて笑えなくなっていたのです。

パートナーは戸倉さんに鏡を持たせてにっこりし、真似してみてと言いました。鏡のなかでぎこちなく笑う戸倉さんに、歯を見せて笑ったほうが素敵だとパートナーは言ってくれたそうです。

「自分で自分を大切にするってどういうことなのか、それまではわからなかったんです。普通になれない私が悪いんだって自分を責めてました。そんな私にパートナーはいつも、君は宝物だよって言ってくれたんです。特別なときではなく、毎日。それを繰り返すうちに、自分が大事な存在なんだって、嘘でなく思えるようになったんです」

戸倉さんは信頼できる相手との関わり方を通じて、自分を大切にすることを学んだ。しかし、戸倉さんを回復に向かわせた一番の要因は、自分を信じたことにあると言います。

「つらいときは潰れていても、ちょっと元気が出たら好きなことをしたりしてました。自分のやりたいことをしていると、死ぬのが怖くなる。パートナーの存在は私のなかでとても大きいものですけど、でも、自分の足で生きていくと決めたことが、一番効果があったと思います」

「うつ病も、最初は医者にかかればすぐ治ると思っていたけれど、通院や入退院を繰り返しているうちに、薬の力だけでは治らないってわかったんです。それからは薬の管理や服薬、病状の観察を自分でもするようにしました。何がきっかけで自傷行為をするのかを考えたり、自分でも本を読んで勉強しました。自分をよくしたいと思うなら、自分から動く。傷跡があっても自分を認められなくても、進んでいけば必ず何かにつながるはずだって、そう信じたんです」

戸倉さんはいま、得意だった手芸に本格的に着手し、カラフルなビーズを使った手芸作品の個展を開催したりと表現の幅を広げ始めています。今後もやりたいことがたくさんあると戸倉さんは笑ってくれました。

他人に傷跡を受け止めてもらえることは、大きな心の支えになります。

しかし、それと同様に、たとえ他人が受け止めてくれなかったとしても、自分が傷跡を受け止めて行動し続けることこそが道を切り開くのだと、戸倉さんのエピソードから教わりました。

自分の力を信じて多くの人を巻き込み、依存先を増やし続ける戸倉さんには、その手から生み出される虹色ビーズの連なりのように、色とりどりの未来が広がっているに違いありません。

不安を断ち切ったのは「父への告白」

自傷行為を打ち明けることで新たな人間関係を作り広げていく人もいれば、自傷していた過去を、その原因でもある人物に話し、関係性の修復を試みた人もいます。

現在、一人娘の子育てに奮闘している山本真衣《まい》さんは、いまは自傷行為を克服しています。そこには、自傷行為を始めたひとつの要因でもあった、父親との確執が大きく関係していました。

山本真衣さんのケース

「父は男手ひとつで私を育ててくれましたが、仕事で忙しくほとんど家を空けてばかり。子どもの頃の父との記憶は、疲れ切って眠ってる姿しか思い出せません。たまに起きてきたと思ったら、虫の居所が悪いのかピリピリしていて、その苛立《いらだ》ちの矛先は私に向けられるようになりました」

何かちょっとでも落ち度があれば怒鳴りつけられる。親と子の密閉した関係のなかで、いつしか山本さんは「ちゃんとしていなくては愛されない。何かができなくては必要とされない」と自分の言動を厳しく監視し、いい子として振る舞うようになりました。

しかしその半面、完璧ではないと相手に愛想をつかされ、見捨てられるのではという不安を感じるようになったと言います。

「自傷行為は、当時付き合っていた恋人と父の反りが合わず、板挟みになったときに始めたのがきっかけでした。切ってることが周りの人に知られるようになると、恋人が心配して離れずそばにいてくれるようになって、それも救いのひとつでした」

そんな山本さんの契機となったのは、念願だった海外旅行で見た光景でした。みんな自分のペースで働き、大人でも望むがまま自由に遊んでいる姿に衝撃を受けたと言います。

それは、ちゃんとしていなくては許されないと思っていた山本さんにとって「頑張らなくても生きていける」手本に見えたのです。

帰国した山本さんは思い切って当時の関係性を整理し、不安定な恋人関係に終止符を打ちました。さらに、寂しさの根源となっていた父親にも、自分の気持ちを初めて告げました。

「ずっと寂しくて構ってもらえないのがつらかった。仕事で疲れてイライラして、些細なことで怒鳴りつけられて本当にキツかった。いい子でいないと誰にも愛してもらえないと怖かった。ずっと喉につかえていた気持ちが一度話し始めるとポロポロ出てきました」

山本さんの突然の告白に父親は驚いていましたが、「いままでつらい思いをさせてごめんな」と受け止めてくれたのです。こうした関係性の変化もあり山本さんは自傷行為をやめ、徐々に人と安定した関係を築けるようになっていきました。

山本さんのように、家族との確執が自傷行為に関係しているケースはとても多いでしょう。

それだけに、自傷行為を問題の当事者である家族に打ち明けることの影響は大きく、山本さんのケースのように事態が好転するきっかけにもなれば、残念ながら関係性の悪化につながったり、断絶に至るケースもあります。

一概に家族に打ち明けることをお勧めできませんが、それでも「区切りをつける」という意味では、どこかのタイミングでその機会を設けてもいいのかもしれません。

さて、山本さんの話にはもう少し続きがあります。

じつは山本さんは傷跡の外科手術（戻し植皮。詳しくは第5章で解説します）を受けることにしたのです。この手術では傷跡に特別な処置をすることで、切り傷をやけどのような傷跡に見せることができます。

手術に踏み切ったのは娘さんのためでした。年々大人びてきて母親の腕の傷に気づくようになってきたのです。

「これなあに？　って聞かれて。転んじゃったんだよって言ったけど、いつかは嘘に気づくだろうなと。自分で望んでやってきたことだし、罰みたいなものだからお金をかけて治すなんて……と思ってましたけど、娘のためなら。私のことで心配かけたり不安にさせたくない。パートナーも『やってみたら？』と背中を押してくれました」

こうして無事、手術を受けた山本さんでしたが予期せぬことが起きました。術後ケアとして腕にギプスをして出社した際、職場の人から「それどうしたの？」と聞かれたのです。

いままでは人を心配させたくないと傷跡を隠してきましたが、とっさに「リストカットの跡を手術したんです」と口にしてしまったのです。

自傷を打ち明けられた職場の人は驚くどころか、「じつは私の息子もリストカットがやめられなくて」と打ち明けてくれたのです。

自分の経験を伝えることで、救われる人もいる。こうした経験を経て山本さんは、職場の他の人にも自傷行為を打ち明けることが増えてきたそうです。

「治療には抵抗がありましたが、いまは感謝しかありません。私が半袖の好きな服を着て嬉しそうにしていると、家族もほっとしてるみたい。娘も『ママ、可愛い！』って褒めてくれます。もし誰か悩める人が身近にいたら、病院につなげてあげられたらいいなと思ってます」

自分の新しい使命を得た山本さんは楽しそうに微笑みました。そしていまではやけどの傷にしか見えない腕を、子どもが愛《いと》おしそうに撫《な》でるのでした。

いつかは子どもに打ち明けたい

「自傷患者さん」という言葉から一般的に想像されるのは、10代の学生さんの姿かもしれません。しかし、これまで見てきたように、大人になってからも自傷行為が続いている方もいれば、傷跡の存在に苦しめられ続けている、20代〜50代の方もいます。

お子さんのいる自傷患者さんに手術を受けようと思った理由を尋ねると、このように言われることがあります。

「自分の子どもに傷跡をどう説明するべきかわからない。自分のことで子どもに迷惑をかけたくないんです」

自分の傷を、大切な家族に打ち明けること。河北雪花《かわきたゆきか》さんはその問題に直面しているひとりです。河北さんにとって、娘さんの存在は悩みの種でもあり、同時に唯一の救いでもありました。

河北雪花さんのケース

「娘は私にとって最後のストッパーなんです。正直、子どもがいるいまでも切りたい衝動に襲われることはあります。でも、娘には説明できないことはしたくないから」

河北さんが自傷行為を始めたのは中学生の頃にまでさかのぼります。きっかけは、家庭内不和と学校でのいじめでした。

「ひとつ下の弟は我が家の王子様でした。勉強も運動もできるし、顔も整っていて絵に描いたみたいな優等生で、父も母も弟の味方でした。でも、表面上はきれいに取りつくろっていても、実際は両親の仲は険悪でストレスが溜《た》まっていたのか、私に対しては残忍でした。あるとき、弟と同じ小学校に通っていた人と中学の部活が同じになって、弟から何を聞いていたのかわかりませんが、そこからいじめが始まりました」

学校ではいじめの加害者に、家では弟に弱いところを見せてはいけない。家でも学校でも緊張が強いられるなか、自傷行為は限界ギリギリの状態で踏みとどまるための、最後の防波堤でした。

自傷行為と離れる契機となったのは、苦しかった実家を飛び出し、寮のある大学に進学したことでした。就職後もたびたび自傷行為に及ぶことはあったものの、頻度はかなり落ち着いてきたと言います。

その後、結婚し子どもを授かり、自傷行為への向き合い方も変わってきました。

「配偶者は私にいまでも切りたい衝動があるとは知りません。自傷行為をしていたことは知っているけれど、いまはやってないしやらないと思っているから。夫婦の間では、それはもう過去のことになっています」

慌ただしく1日が終わり昔のことを振り返る余裕もないなか、ふとその過去を呼び起こしたのは、いつも一緒にいる娘さんでした。

「お風呂に一緒に入るときに、傷が見えるから。何も知らない娘は『これどうしたの？　猫にやられたんでしょー』って私の腕にじゃれてきたりして。そうだよ、昔、猫にやられたんだって言うしかなかったんです」

一時期は手術で傷跡を消すことも検討していたそうですが、費用の面から諦めることにしたと、その苦しい胸の内を明かしてくれました。

非常に苦しい問いになってしまうと思いつつも、河北さんに聞いてみたいことがありました。もし、娘さんが大きくなって傷跡について聞かれたら、どう答えてあげたいかと。その疑問を口にすると、河北さんは一瞬目を閉じたあと、こう答えてくれました。

「本当は、隠さずに、気持ちの整理ができなくてしたんだって言いたいです。自分が頑張って、頑張って、生きるためにしたんだよって」

自死を選んでもっとも傷ついたのは？

片山美由紀さんのケース

片山美由紀《みゆき》さんは、自傷行為の末に家族との関係に区切りがついたと語るひとりです。

その区切りのタイミングがやってきたのは、貯めていた処方薬と市販薬を一気に過剰服薬し、自分の人生に終止符を打とうとした、まさにそのときでした。

意識混濁《こんだく》が進み、呼吸抑制を起こした片山さんは救急搬送され、胃洗浄と解毒治療のため、1カ月半の入院を余儀なくされました。死を望みながら、生に引き戻された片山さんの身に、何が起きていたのでしょうか。

「あれ、死のうと思ったのに生きているって絶望したのが、目覚めたときの正直な感想でした」

片山さんが死の淵《ふち》に追い詰められるまでには、長い長い苦痛の歴史がありました。片山さんにとって自傷行為は、自分の存在をかたくなに認めない張り詰めた世界のなかで、唯一自分に気づいてもらえる救助灯だったのです。

「小学校の頃から学校に行けなくなって、母からはずっと責められていました。当時は学校に行けないなんて異常なことだったから。それに、母には私を理解する余裕がなかったんです。母は離婚のゴタゴタで憔悴《しょうすい》しきってて、うつ状態だったから何を言っても関心を持ってもらえない。こんなひどいことがあった、こんなことを言われたと話しかけても、ああそう、早く学校に行けるようになりなさいよで流されてしまう」

「どんなに一生懸命、私に起きていることを伝えても、何も返ってこない。だったらどうすれば気がついてもらえるのかって、それで自傷行為を始めました」

父親は離婚してすでに家を出ており、年の離れた兄は両親の関係に愛想をつかし、片山さんが中学生になる頃には家に寄り付かなかったと言います。片山さんの必死の訴えは、虚空のなかにかき消され、誰にも届くことはありませんでした。

「自傷行為をしても、結局、関心は持たれなかったんですけどね。どうして切るのか、何があったのかも聞かれない。構われることはないってもうわかってるのに、やめられなくなっていました。やった直後は、こんな一時しのぎばかりしてはダメ、何やってるんだろうって後悔するのに、でも、切らないと自分が壊れてしまいそうだった。やめられない自分が、心底、憎かった」

「こんなことをしても、誰もわかってくれないし寄り添ってくれないって、早くからわかってました。わかっていたからこそ、こんな自分を早く消したかった。バイト先でもどこでも、テレビでも漫画でも世の中は家族の話で溢れてる。うちのお母さんがどうたら、お盆には実家に帰ってどこに行くとか。あそこで話されているような、みんなが当たり前に持っているものが私にはないってことが、本当につらかった」

実家から離れても家族の呪縛から抜け出せない日々が続くなか、ある日、先に実家を出た兄が、引っ越し先の住所を知らせてくれました。ひとりで暮らすことに不安を覚えていた片山さんは、兄が住む近所に身を寄せることにしました。

生活圏が近くなることで自然と会う機会も増え、これまでの空白を埋めるように心を寄せ合うようになりました。同じ家で育ったぶん、片山さんの苦労も理解してくれましたが、それでも衝突は絶えなかったと言います。

「兄も私の状態を気にして、どうしてる？　とか連絡してくれたり、一緒に買い物しようと誘ってくれるようになりました。でも、気持ちがざわわしてしまうんです。兄がどれだけ自分によくしてくれていても、もう帰るねって言われたり私より他のことを気にしていると思ったら、反抗的になって泣き出したりしてました。兄を相当困らせたと思いますけど、でも、私も必死だったんです。見捨てられるのが怖かった」

片山さんはそんな自分のことを「愛情不足」なのだと説明してくれました。寂しさから来るどうしようもない心の揺れが止められなくなったある日、片山さんは用意していた処方薬と市販薬を一気に飲み、自殺を図りました。

異変に気づいた友人の通報によりそのまま救急搬送となりました。病院から親族に連絡が行き、外来に飛び込んできたのは、兄と、ようやくことの重大さを理解した母親でした。

「この感覚は普通の人にはわからないかもしれないけど、私、母親の顔を見た瞬間、絶望したんです。これまでもずっと死んじゃうギリギリで、助けて助けてって呼んでたのに、そばにいてくれなかった。本当に、もう自分の娘が死んじゃうんだよ、そんなときしか気にしてくれないのって」

「でも、私の自殺未遂で一番傷ついていたのは兄だったんです。私がたくさんのチューブにつながれて生きているのがやっとの姿を見て、兄は本当にうろたえてて、どうして止められなかったのかと自分を責めていました。それを見たとき、自分を傷つけることでこんなに周りも傷ついているんだってわかったんです。これまでさんざん自分を傷つけてきて、周りも傷ついてるってわかってるつもりだった。でも、全然わかってなかった」

「そう思ったら、私のせいで苦しんでいる兄と疎遠になってしまうことが怖くなったんです」

死の淵に立ち、母親との決定的な断絶を迎えた片山さんは、生きて兄との関係を修復すると決めました。兄との面会の際はつとめて明るく振る舞ったと言います。

「ここで私が死にたい死にたいって言ってたら、兄の気持ちが離れると思ったから。あとはなるべく会って話さずに文章でやり取りするようにしました。兄も私の変化を察して、お互い歩み寄れるようになってきたかな」

退院したいまは、体の後遺症もあって自宅での療養生活を続けています。たまに母親に近況を報告しても相変わらずの様子ですが、それも流せるようになってきたと片山さんは言います。

「将来、もうちょっと安定してきたとしても、私は傷跡を消したくないなと思います。こうするしかなかったけど、自分を傷つけるって本当によくないことなんだって、この傷跡が教えてくれるから」

自分を一番傷つけていたのは「孤独」

傷ついているのは自分だけではない。

この言葉に同じようにたどり着いた、と語るのは三沢由紀子《みさわゆきこ》さんです。三沢さんは取材前のアンケートで傷跡が理由で塾講師の仕事を失い、再発したと回答してくれたひとりです。

取材時にアンケート内容に基づいて話を伺おうとすると、三沢さんからは「じつはあれから状況が変わったんです。いまは切らずに過ごせています」と返答がありました。三沢さんの身に何が起きていたのか。話を聞かせてもらいました。

三沢由紀子さんのケース

「もともと、前の塾講師の仕事は、自傷に悩む子どもをサポートする存在になりたくて、志望した職種でした。私自身もずっと自傷がやめられなくて誰にも相談できなかったから、それに気づける存在になりたかった」

塾の先生として、小学生を対象に算数を教えていた三沢さんでしたが、あるとき、塾長から職員室に呼ばれ、腕に傷跡があるのではと問いただされました。三沢さんは、自分の過去があるからこそ生徒を救えると思い、傷跡があることを素直に認めました。

「自傷行為をしていた過去があるからこそ、子どもの苦しみに気づいてあげられるはずと説明しましたが、相手には伝わりませんでした。不安定な人は講師にふさわしくないとされ、退職を迫られました。自傷が再発したのはその頃です」

その後、うつ状態になり自宅療養となった三沢さんは、精神科の訪問看護をお願いすることにしました。訪問看護では、自宅を看護師が訪問し、体の不調や心の悩みについて相談に乗ってもらうことができます。

制度を利用し始めた当初、三沢さんは自傷行為がやめられないことや、うつ状態について話を聞いてもらっていました。看護師さんは三沢さんの話を否定せずに受け止めてくれ、次第に普段の何気ないことも話せるようになっていきました。

今日見たドラマが面白かった、あの店に行ってみたいと話題の中心が変わっていくなか、転機が訪れます。

「いつも通り看護師さんと楽しくおしゃべりしていると、ふとその人の顔が深刻になって、『最近はリストカットしているの?』と気まずそうに聞かれたんです。そのときにハッとしました。それまでは、自傷行為は自分が痛いだけだから、人に迷惑かけてないしいいじゃんって思ってました。でも、私が自傷行為をすることで、相手にこんなにも気を遣わせてる。もちろん、相手は仕事として話を聞いてくれているのはわかってます。でも、それまでは本当に人として仲よくできていたから」

「看護師さんは嫌なこと聞いてごめんねって謝ってくれました。でも看護師さんは何も悪くない。何も悪いことをしてない人を、こんなに恐縮させているのは自分だって気づいたとき、切るのをやめられたんです」

看護師さんとの出会いを通じて徐々に元気を取り戻した三沢さんは、現在復職して別の会社の事務員として働いています。回復の支えとなってくれた訪問看護はいまでも利用し、なんでも話せる仲になっているそうです。

最後に、自傷行為がやめられない人に何か伝えたいことがありますかと聞くと、「誰かに話してほしい」と答えてくれました。

「誰かに相談することをためらわないでほしい。生身の人間と話すことしか、やめることにはつながらないから。自傷行為をしていると周りから人がいなくなるから、ますます自分に頼るしかなくなる。私は自傷に助けられてきたと思ってたけど、自分を傷つけることで周りから人がいなくなって、自傷に頼らざるを得なくなってたんだと思います」

「いまになって思うんです、私はずっと気づいてほしかったんだって」

自傷仲間との決別が背中を押してくれた

一方、自傷行為を乗り越える過程で、他者との決別が決定打になったと話す人もいます。鈴木晶《あきら》さんにとって、自分を傷つける行為はリストカットにとどまりませんでした。生きることに痛みを必要とする彼女の生き方を変えたものは、何だったのでしょうか。

鈴木晶さんのケース

「リストカットを始めたのは20代の頃からですけど、行き場のない怒りを引き受けるために皮膚を引っ掻いたりむしったり、そういう行動はずっと前からしてたと思う。でも離婚してからは、いよいよ衝動に歯止めがかからなくなった。ずっと親とはうまくいっていなかったし、学校にも馴染めなくてドロップアウトして、ようやく見つけた居場所だったから」

離婚後、鈴木さんは実家に戻り、病状を心配した両親からは入院を勧められました。

１９９０年代から２０００年代頃は、自傷行為について諸外国ではすでに研究・調査が進んでいたものの、日本の医学界では研究結果が顧《かえり》みられず、医師でさえ一般的な流説を信じていることも少なくありませんでした。

特に、自傷行為は境界性パーソナリティ障害の患者さんに見られる行為だとされており、自傷行為をしている患者さんはなんらかのパーソナリティ障害に罹患《りかん》

していると診断されることも珍しくありませんでした。※6

両親の希望もあり、鈴木さんはパーソナリティ障害専門外来のある精神科に入院することになりました。

「そこには、同じように自傷行為が理由で入院させられた人がたくさんいました。おかげでいろんな情報が出回ってましたね。この薬を過剰服薬することで意識が飛ぶとか、この病院ならこの薬を簡単に出してもらえるとか。食べたものを短時間で吐き出す方法を伝授してくれる人もいました。そんな話を聞いているうちに自分も真似するようになりました」

治療という名目で集まった患者さん同士のなかには、奇妙な連帯感があったと言います。

「みんな自分を傷つける行為がやめられなくて、周囲に理解されずにこの病棟に来たから、変に仲間意識がありましたね。当時は、自己責任って言葉が流行《はや》っていて、何か失敗したりうまくいかないことがあっても、本人の努力が足りないって責められてたから。病棟では、はいはい、私たちが悪いんでしょって連帯できたんです」

自己コントロールできない人間として社会から締め出されたという意識が、彼らの結束を強めていきました。彼らのなかでは「自傷行為をするのは当たり前のこと」であり、自分を傷つけても受け止めてもらえる反面、彼らと仲間でい続けるためには自傷行為が必要不可欠でした。ひとりだったらできないことも、仲間がいれば怖くなかった。

「切って、オーバードーズして、また切って、入院して。ずっとその繰り返し。そのうち、入院仲間から、あの子死んだらしいよって連絡がぽつぽつ来るようになりました。最初はもちろんショックだったけど、だんだんなんとも思わなくなった。死は本当に近しいものだったから、私もこのまま死んでもいいかなって」

自傷行為と入退院を繰り返す死と隣り合わせの状態は、あるとき終局を迎えます。きっかけは憎んでいた母親の死でした。

「小さい頃からずっと親の不仲と離婚で振り回されてきたから、恨んでました。大人になってからは、あんたのせいでこうなったんだって、ずっと責めてました。だから母が亡くなって、なんだろう、もういいやって思ったんです」

燃え尽きた鈴木さんは大検を受け、就労を目指すことにしました。無事に認定を取り、他の人と肩を並べて仕事をするようになると、鈴木さんの意識に変化が生じてきました。

「通勤の際に、駅に行くといろんな体型の人が歩いていて、あれ、なんで自分は体重〇〇kg以下じゃなきゃダメって思っていたんだろう？　って思うようになりました。痩せてなきゃってあんなに思い詰めてたのに」

「職場には自分以外に自傷していた人はいないから、彼らの常識を通して自傷行為を客観的に見られるようになったのかもしれない。そのうち、自分もみんなと同じ側に回って、『自傷行為なんておかしいよね』って思うようになったんです。自分だって切っていたのにね」

劇的な変化を経験した鈴木さんですが、その自覚はまったくないと言います。

「周りからは、晶は変わったって言われるけど、自分としてはあのときの私とさほど変わっていない。回復ってこんなものなの？　って感じ」

「いまでも切りたい気持ちになることもあります。でも、もうあっち側には行かないぞって思うんですよね」

「前の職場で取引先の人から『あなたなら大丈夫』って言われたことがあるんです。なんでもない言葉だし、お世辞かもしれないけれど、私にはずっと縁遠い言葉だったから。人から信頼されることってなかったし、自分でも自分を信じてなかった。こんなふうに人から信じてもらえるのは、自傷をやめたからなんだなって」

回復のロールモデルは見つけなくていい

ここで松本先生からのアドバイスを紹介します。

自傷行為には女性患者さんが多いのですが、女性は抱えている問題や背景が本当にさまざまです。

男性はある程度パターン化できるのですが、女性はひとりひとり異なるので一律に回復モデルを描きにくいと感じています。

自傷行為のやめ方もさまざまです。あるときを基準にスパッとやめられる人もいれば、毎日ちょっとずつ切っていたり、一時的に悪化してやめてを繰り返す方もいます。

ですから、何かを目指して自分もこうなるのだと頑張るより、自分を傷つけたい気持ちとどう付き合っていくのか、自分と相談しながら考える必要があると思います。

治療にあたっていて感じるのは、みんな最初は自傷行為の話をするんですが、通院して1~2年が経過すると、だんだんと違う話題に話が移行していくことです。彼氏がむかつくとか日常での困りごととか、そんな話が中心になっていきます。

自傷の治療とは、支援を受けるきっかけにすぎないのだと思います。自傷の治療を切り口に、ライフステージの変化に合わせてさまざまな困りごと、悩みに焦点を当て、その時々によって異なる支援を求めていくことで、あなたなりの回復の仕方が見つかっていくと思います。

※6　なお、米国での境界性パーソナリティ障害の推定有病率の中央値は1・6%と報告されています。これは前述の2008年に日本で報告された、約10人に1人（人口のうち10%）が自傷経験があるという調査結果とは大きな隔たりがあるため、現在では自傷行為をしている＝境界性パーソナリティ障害であると診断される例は少なくなっています。

第5章

傷跡を手放すこと、手放さないこと

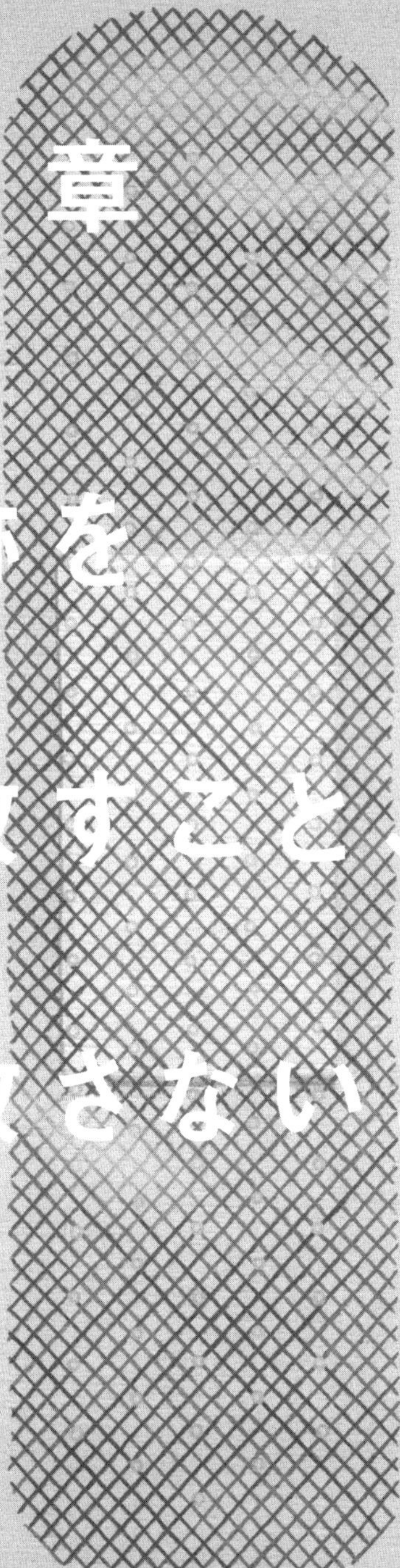

ある患者さんは自分の傷跡を指して、こう言います。

「この傷ができたことは受け入れてます。自分を傷つけなきゃやっていけなかった。でも、傷跡として残ってることはまだ受け止められない。人に見られて『昔いろいろあってやっちゃいました』なんて笑い飛ばせない。いつかそう思えるかもしれないけど、でも当分は無理かな。パーカーは、たぶんもう一生脱げない」

また、ある患者さんはこう説明してくれました。

「傷跡は消したいけど、なくなったらなんだか寂しい。一緒にいた期間が長いし、私にとって心のお守りみたいなものなんです。これがあるから耐えてこられたし、これがあるから大丈夫だって思えるから」

治療に携わっていると、患者さんにとって自傷行為の傷跡にはふたつの意味があるのだと感じます。

ひとつ目は、過去の苦しかった記憶を呼び起こさせるものとしての傷跡。翳《かげ》りを背負っている烙印であり、患者さんは時にそのことを恥じたり、自分は普通の人とは違うという証拠のように感じることがあります。

そしてふたつ目は、自分の歴史を肯定してくれるものとしての傷跡。起きた出来事を目に見える形で記録してくれるものであり、人によっては単なる傷跡を超えて、一種の戦友のようにも感じられるかもしれません。

いずれの場合も、傷跡は自分のアイデンティティを支える大きな要因のひとつであることが見て取れます。

傷跡とどのように付き合っていくのか。

この問いに答えを出すには、精神科や形成外科の観点からの医学的なアドバイスのみならず、患者さん自身が自分のいまいる現在地を見つめ、行きたいと思う先へ、道筋を模索していく必要があります。

本章では、傷跡を治療によって消す決断をした方、もしくはいまは消さないという決断をした方のインタビューを中心に、傷跡の治療法について解説します。

患者さんたちが人生のなかで見いだした道筋はさまざまです。その決断に至るまでの背景や患者さんたちの勇気を通じて、あなたなりの道筋を見つける手がかりになればと思います。

傷跡は勲章。私を信じてくれた人を信じたい

傷跡を治す選択肢を考える前に、「**傷跡を治さない選択肢**」について考えてみたいと思います。

傷跡は絶対に治療したほうがいいと私は思いません。仮に形成外科医の目から見て**目立つ傷跡であっても、本人がまったくそれを気にしていないのであれば治療対象にするべきではない**と考えます。

傷跡があってもなくても同じであり、精神的負荷を感じたり生活に制限が出ないのであれば、それは「健康な皮膚」の範疇《はんちゅう》に入ります。

もしくは、傷跡によって生じるストレスや不具合があったとしても、それによって得られるもの、たとえば見慣れた体であることへの安心感や、その傷跡にまつわる大事な思い出がある場合は、医療的な処置をせずにいるほうが望ましいでしょう。

傷跡を残す選択肢を考えるうえで、川宮美奈子《みなこ》さんの話を取り上げたいと思います。

彼女は10代の頃から20年以上自傷行為を続け、生き抜いてきたひとりです。取材の際に傷跡を消したいと思いますかと聞くと、「自分の傷跡は勲章だから残したい」と語ってくれました。そう思えるのはなぜなのでしょうか。

川宮美奈子さんのケース

川宮さんは自傷行為を始めた当時のことを「思春期にありがちな不安定な状態

だった」と振り返ります。

「私の家はいわゆる機能不全家庭でした。当時、『完全自殺マニュアル』など自殺にまつわる本も出ていて、自分を傷つける行為は一部の界隈《かいわい》では知られていました。私もそれを知っていて、何かの拍子に真似してみたら、つらい気持ちをやり過ごせることに気づいたんです。理屈はいまでもわからないですけど、痛みを感じることが、私にとって生きづらさを乗り越える唯一の方法だったんです」

自分で自分を傷つける行為は、川宮さんの人生のなかで形を変えながら繰り返し行われてきました。リストカット、拒食症、その反動で過食症。川宮さんと自傷行為を固く結びつけていたものはなんだったのでしょうか。

「自傷行為が母にバレて、形成外科に連れていかれたときのことをいまでもよく覚えています。医者から縫合を受けて病院を出る際に、母がぼそっと『もう二度とこんなことしないで』と言ったんです。それを聞いたとき、『これは自分だけの秘密にしよう』と誓いました」

「ちょうどその時期は、友人に自傷行為をしていることを打ち明けて、距離を置かれた頃でした。家はしんどいし、友人もいない。私には自傷行為しかないのに、人には理解されず、拒否される。だから、この行為は自分のなかだけで続けようって」

何度か精神科への入院も経験し、成人してからはお酒に頼ることも増えていきました。そんな川宮さんの転機となったのは、大学院への進学でした。自分の経験を見つめ直そうと心理学を専攻した川宮さんは、たまたま参加した学会で自傷行為などの行動嗜癖を診ている松本俊彦医師のことを知ったのです。

「自傷行為をしたことがない人には、本当に、何を言ってもわかってもらえないと思ってました。なんで自分を傷つけるのか、なんでやめられないのか、やったことのある人にしかわからないって。だからずっと、人にはわかってもらえない前提で生きてきました。でも、松本俊彦先生の自傷に関する本を読んだとき、あぁこんなにわかってくれる人がいるんだって思ったんです。そのとき、本当に気持ちが楽になった。わかってくれる人がいるってだけで救われたんです」

誰にも理解されず、心の奥底を固く閉ざすことで守ってきたものに耳をすまそうとしてくれる人がいる。自傷行為が自分だけの秘密でなくなったそのとき、川宮さんは自分は生きていてもいいのだと、実感することができたと言います。

「傷跡を消さなくていいと思えたのも松本先生の影響だと思います。松本先生は傷跡を消さなくてもいいし、自分が頑張ってきた証だから、誇っていいと言ってくれたんです」

「私はずっと、自分のことを恥ずかしい人間だと思ってました。人から拒否されるような、醜い傷跡のある人間だって。でも、自分を傷つけてきたからこそ、いま生きてるのだから、決して恥じるべきものじゃないって思えたんです。苦しみを乗り越えてきた勲章なんだなって」

川宮さんはそう言った後少しだけ黙り、最後にこう付け足しました。

「勲章って言い切るのは、理想論できれいごとかもしれない。やっぱり傷跡を見て、うわあって嫌悪する人もいるから。でも、勲章だって認めてくれる人がいるなら、私はそれを信じてみたいんです」

川宮さんにとって傷跡を持ち続けることには、「自分を傷つけていた過去があるから、いまの私がいる」という意味付けをセルフストーリーとして組み入れ、信じていくという決意の証でもありました。

それは、自傷行為と自分との孤独な関係を抜け、「信じてくれる人」と「私」、そして「まだ会えていないが、信じてくれるかもしれない人たち」に対して希望を持ち続けるという、決断なのかもしれません。

手術する3つのタイミングを覚えておこう

消したい気持ちもあるけれど、傷跡がなくなることに対して不安もある。そんな

とき、治療の目安として、私は次の3つの条件を掲げています。[※7]

・自傷行為をやめて2年以上が経過していること
・自傷行為をしていた理由を言葉にできること
・なりたい自分や目標があること

治療の際には再発のリスクを考えなくてはなりません。

もちろん、手術前には傷跡を消したいという強い思いを抱いていると思いますが、傷跡がなくなることへの不安や罪悪感も心のどこかにはあるのではないでしょうか。

慎重を期す意味でも、治療のタイミングはよく見定めてほしいと思います。


まず、やめてから時間が経過していることが大切です。少なくとも最後の自傷行為から2年以上は経っていることが望ましいと考えています。

特に、後述のフラクショナルレーザーなど美容皮膚科で手軽に受けられる治療ではなく、**専門性の高い外科手術を希望する場合は、2年以上のブランクは必須**です。

自傷行為が止まったらすぐに治療を考えるところですが、こうした時期では、まだストレスに対する他の対処法が確立しきっていないと言えるでしょう。自傷行為をする選択肢を残しておいたほうが、環境の変化や高ストレス状態を乗り切りやすいのではないでしょうか。

そのため、この時期は自傷行為をせずに過ごせるか、心を準備する期間と心得て肌の治療には進まないほうがいいでしょう。

特に気をつけていただきたいのが、大事なイベント（結婚・出産・就職など）が控えている場合です。こういった場合は治療を急ぎがちですが、**もっとも大事なことは「人からどう見られるか」よりも「あなたの心の健康が守られること」**です。

再発リスクを考えて迷うようなら治療は先延ばしにすることをお勧めします。

次に、言葉にできるかどうかです。

「自傷行為が自分にとってどんな意味があったのか」「その当時何があったのか」を言葉で説明できるでしょうか。日記やメモに残すだけでなく、あなたの状態を一緒に治そうとする医者に対して、伝えられることが肝要です。

なぜなら、傷跡の治療では患者さんの決意の度合いが、術後の結果を大きく左右するからです。

「自傷していた過去にひと区切りがつき、これからはまた違う自分として生きていく」という決断が、治療の効果を最大限までに引き上げてくれます。

患者さんが「手術して本当によかった」「自分のことが好きになれた」とプラスの効果を感じられる背景にはこうした決断が隠れています。形成外科医の実感として、**患者さんの満足度は手術の完成度よりも、患者さん自身が過去と決別ができているかどうかで決まる**のではと感じています。

言葉は出来事を過去のものにしてくれます。言葉にすることで、あなたのなかで渾然《こんぜん》一体となっていたものを切り離し、それを誰かと一緒に眺めたり、客観的に扱うことを可能にしてくれます。

また、自傷行為をしていた背景やそのときの気持ち、役割が明確になることで、そのときといまがどう異なるのか、具体的な根拠をもとに判断できるでしょう。「もう自傷行為はしない」ということが、希望的観測ではなく、客観的な事実をもとにした確かな未来であると確信できるはずです。

56ページに自傷行為を言葉にするための考え方のヒントを掲載していますので、言葉にする際にはそちらを参考にしてみてください。

最後に、なりたい自分の理想像や目標を持っていることです。「自分はこう生きたい」という理想が、新しい自分に生まれ変わるときの原動力になってくれます。

「ノースリーブの服を着てみたい」「人前で堂々と肌を出したい」「バリバリ仕事に打ち込みたい」「あの職業につきたい」、そんな目標があなたを次の生き方へと方向転換する手助けをしてくれます。

少し気をつけたいのは、人から言われて傷跡を治そうとする場合です。誰かの意思で治療を受けようとする場合、自分の気持ちがまだ整理できていないため、医療機関に相談に行くとかえって不安を掻き立てられるかもしれません。

「人から見てどうあるべきか」よりも「あなたがいまどう思うのか」をもとに慎重に判断してください。

傷が治りかけのときに自傷したくなったら

再び、松本先生からのアドバイスです。

切ってまだ日が経たないうちに、傷を消したいと考える患者さんは多いですね。しかし、その一方、**「傷が癒えて治りかけてきたとき」こそ、また自傷行為をしたい気持ち**になっていないでしょうか。

文化人類学的な観点からひも解くと、ある部族では病気を治すときの願掛けとして、自分の体を傷つけたり、墨を塗り込む風習があります。これはつまり、傷跡をわざと作ることで、「傷がかつてここにあったけど、いまは癒えている」ことを証明しようとしているのではないでしょうか。

「もう治っている」という証があれば、自分の状態に不安があっても「自分は大丈夫だ」と信じることができるでしょう。それはある種、その人にとっての心のお守りなのです。

自傷行為の傷跡もこれと同じように「もう治ったから大丈夫」というお守りとしての意味があるのではないでしょうか。だからこそ、そのお守りが消えると不安になり、新しい傷がほしくなるのではないかと私は考えています。

そんなふうにもし焦ってしまう状態であるならば、いまはまだ治療しなくてもいいのではないかと思います。

焦ってしまうのは、きっと早く就労したい・新しい恋人や友人がほしいという気持ちが隠れているからではないでしょうか。

気持ちはよくわかるのですが、こうしたときは本当の自分から爪先立ちして、新しい環境に馴染もうと無理をしがちです。相手に合わせようとするほど、自分が見劣りする気がして自分のことが嫌いになったり、会えば会うほど疲れてしまうことがよくあります。
ですから、そんなに慌てないことが大事なんですよね。

「でも、自分のせいだ！」と思ったら

いざ言葉にしようとしたら「でもこれって自分が○○だからやってしまったことだし……」と自責の念にかられたり、自己責任だからと治療をためらってしまうような場合は、**自分に対して「言い返し」フレーズを用いて**みましょう。

自分のなかの「手厳しい誰か」があなたに意見してきたら、心のなかで言い返して追い払いましょう。自傷患者さんがよく悩むポイントをまとめましたので、参考にしてください。

「自傷行為してたなんて恥ずかしい。こんなことしてるのは私だけ」

↓でも、自傷行為をしている人って周囲に結構いますよね？

学校のクラスや塾、バイト先などで自傷行為をしている人をどこかで見たことがありませんか。この、「自分を意図的に傷つけること」には、自分の体を切ったり、叩いたり、やけどをさせたりすることに加え、お酒をたくさん飲んだり、体を壊すまで働いたり、食べすぎたりする行為も含まれています。

タバコやお酒、浪費、高カロリー食を周囲から指摘されても「ストレスでついやめられないんだよね」と言い訳して続ける人は多いですから、結構「よくある」ことだと言えるのではないでしょうか。

意識していないだけで、「自分を傷つけることで何かに耐える」ことは何かしらみんなしているものです。決して特殊なことではありませんし、よく見られる行動だと言えるでしょう。

「なんでこんなことしてしまったんだろう」

↓ストレスを和らげる必要があったからです

1980年代後半の研究では、自傷行為にストレスを軽減させる効果があることが証明されています（第1章36ページ参照）。

自傷行為を頻繁に繰り返している人とそうでない人の血液の成分を比較したところ、前者の血液には快感をつかさどる脳内物質である、エンケファリンという物質がより多く含まれていました。

エンケファリンには幸福感をもたらす効果があり、これにより自傷患者さんは心の鎮痛を図っているのではないかと推測されています。

振り返って考えてみると、当時のあなたはかなり強いストレスを抱えていませんでしたか。

いまはたいしたことがないと思えても、当時のあなたにとってはかなりの苦痛だったはずです。頭が痛いときに薬を飲むように、あなたの心の痛みに、脳内物質の鎮痛効果が必要だったのです。

「あんなくだらないことで自傷行為をしてしまった」

↓当時のあなたにとっては大ごとでした

もし「大した悩みではないのに」と思ってしまうとしたら、それはあなたが当時より精神的に成長して、周りを俯瞰《ふかん》的に見られるようになったから、そう感じるのだと思います。

つらかった環境と物理的にも精神的にも距離を置いたいまなら、大したことがなかったようにも見えるでしょう。

しかし、当時のあなたにとってそれらは大ごとであり、人生のすべてであり、自傷行為を必要とするに値する出来事だったはずです。

当時のあなたはいまよりずっと、特定の人としか交流がない硬直した人間関係のなかにいたのではないでしょうか。家や学校、職場など、いまいる場所が世界のすべてであり、居場所でした。その閉じた関係性のなかで生じるいざこざは、あなたにとってかなりの脅威だったはずです。

ここでやっていくしかないとなれば、その場所にとどまるために努力するしかありません。自傷行為はあなたなりの「生きる場所を獲得する」方法でした。

そして、それは選択肢のないなかで、手元に残されていた唯一の手段だったのです。

自傷の傷跡に対する5つのアプローチ

傷跡を消すために有効な外科治療はいくつかあります。本書では、その代表的なものである5つの方法をご紹介します。

- **ダーマペン**
- **フラクショナルレーザー**
- **切除術**
- **削皮術**
- **植皮術**

どの治療法にもメリットとデメリットがあり、回復までにかかる時間（ダウンタイム）はさまざまです。

皮膚科や美容外科など幅広いクリニックで対応できる治療もあれば、高度な技術を有する医者がいる病院でのみ行っているものもあります。

費用に関しても治療法によりまちまちですが、基本的に保険適用にならず自費での扱いとなります。

ただし、ひきつれがあったりケロイドや肥厚性瘢痕がある場合は、保険内で治療できることもあります。詳しくは医師に相談のうえ、判断してもらいましょう。

・薄く浅い傷跡には「ダーマペン」

この治療法は傷跡のなかでも比較的薄い傷跡に向いた治療法です。

ダーマペンとは、ペン状の医療機器のことを指します。ペンの先端に16本の極細針があり、これを肌表面に当てて、皮膚に小さな穴をあけます。

皮膚に穴があくことにより、刺激された細胞は傷跡を治そうと、皮膚のもとになるコラーゲンやエラスチンを新しく生成します。そして、傷を負った部分を皮膚表面に押し上げてかさぶたとして排出します。

皮膚にあいた穴は数分から数時間でふさがりますが、治療当日はヒリヒリとした灼熱感が残ります。翌日以降は肌の赤みが引き、古い角質がかさぶたとなって剝がれ、徐々に新しい皮膚に置き換わっていきます。

この治療は傷跡の治療よりも、赤みのある重症ニキビや、ニキビ跡、毛穴の開きを改善する目的で広く行われており、美容皮膚科や美容外科などでも導入されています。価格は1回数千円から1万～2万円程度が目安です。

手軽に受けやすい治療ではありますが、**ダーマペンでの治療の効果は限定的**です。傷跡がぼんやりする程度で、劇的な効果は得られにくいことを理解したうえで治療に臨むことをお勧めします。メイクやファンデーションシートで傷跡をより隠しやすくしたい方には向いているでしょう。

傷跡の治療用にダーマペンの使用を勧めるクリニックは少ないかもしれませんが、ダーマペンを扱っているところであれば、医師の判断のもと傷跡の治療を目的として施術してくれる病院もあるようです。まずは、ダーマペンを取り扱っているクリニックに相談に行ってみましょう。

・傷跡の盛り上がりには「フラクショナルレーザー」

手軽に試しやすい治療として、フラクショナルレーザー治療が挙げられます。

フラクショナルとは英語で「部分的な」「断片的な」を意味します。そこから、細かい穴をあける機能であるレーザーをフラクショナルレーザーと呼んでいます。

レーザー治療では専用の機械で、肌表面に高出力の熱を点状に当て、皮膚に一時的に穴をあけていきます。ダーマペンと同様に、皮膚表面に意図的にダメージを与えることで、新陳代謝をうながし、新しい皮膚に入れ替えさせるのがこの治療の目的です。

特に盛り上がった傷跡を平らにする効果があるため、傷跡の盛り上がりや引っ掛かりに悩む人にはお勧めです。

ただし、**何度レーザー治療を受けても傷跡をぼやかす以上の効果は望めません**。

こちらも、ダーマペンと同様に「傷を隠しやすくする」ための治療として考えていただければと思います。

価格はだいたい1回2万~5万円程度。傷跡への効果を感じるには複数回レーザー治療を受ける必要がありますが、そのぶん、様子を見ながら治療を進めることができます。

「傷が癒えたら不安になってまた切ってしまうかも」と悩む人は、まずはレーザーを試しにやってみて、自分の心境に変化があるか様子見することをお勧めします。

また、レーザー治療を受けることで劇的な変化は起きなかったとしても、治療に前向きになったり、踏ん切りがつく効果もありますから、治療の入り口として最適です。

・根性焼きには「切除術」

タバコなど高熱のものを皮膚に押し付けてできたやけどの跡には切除術が向いています。

傷跡がある患部をそのまま切除することで、自傷痕には見えないようにする手術です。皮膚を切り取り縫い合わせることで、円形のやけどを細い線形の傷にすることができます。

ちょっとわかりにくいかもしれませんが、骨折などの怪我をして手術をしたとき、骨と骨のつなぎ目にできる線形の傷によく似ています。

患部をそのまま切り取るこの方法は、根性焼きのような小さい範囲の傷跡に向いています。

それというのも、通常、皮膚は体を覆うために必要なぶんしかなく、切り取っても問題ない量がほんの少ししかありません。

よほど体質的に皮が伸びやすかったり、急激な体重増加・減少のせいで皮がたるんでいる場合をのぞいて、ごく小さい範囲の傷跡にしか適応がないことを踏まえたうえで受けてほしい治療です。

・傷跡を別の傷に変えるなら「削皮術」

ダーマペンもレーザー治療も、傷跡の治療法としては比較的安価で手軽に受けられるのがメリットですが、その反面、効果が得られるまでに回数と時間がかかるうえ、深い傷には効果が得にくいデメリットもあります。

そこで、次の選択肢となるのが削皮術《さくひじゅつ》です。

これは傷跡をＣＯ^{2}レーザーで削る治療法です。

先に紹介したレーザー治療は、皮膚に細かい穴をあけて新陳代謝をうながすアプローチでしたが、削皮術では、傷のある部分をそのままレーザーの熱で削ります。

局所麻酔をするため痛みはほとんど感じません。

この治療法では傷跡を削ることで、刃物による切り傷をやけどの跡のように見せることができ、1回の手術でも大きな変化が得られやすいのが特徴です。

ただし、適応となる傷跡は「小さい範囲で浅い傷跡」に限られます。太い傷跡、深い裂傷の場合、削ってもやけどのような傷跡に見えず、もとの痕跡が消えない可能性があります。削った傷跡は盛り上がることも多いです。

また、手術後のケアも必要です。手術後も傷跡が落ち着いてくるまで大体1カ月くらいかかり、その間は保湿をしたり薬を塗ったり、ガーゼを巻いたりと細やかな処置をしなくてはなりません。

加えて、治った後は赤みや色素沈着を抑えるため、半年~1年程度は赤み改善のスキンケアを続け、日光を避けるなど日常生活にも工夫が必要になります。

長い術後ケアがきちんと続けられるかを踏まえて、受けていただきたい手術です。費用はおよそ数万~十数万円が目安です。

年月が自己嫌悪から私を救ってくれた

外科的な治療を考えるうえで、香川《かがわ》あさみさんの体験談を取り上げたいと思います。

香川さんは大手美容皮膚科で傷跡のレーザー治療を受けた経験がある患者さんです。30代になったいま、傷跡を気にせずに暮らしているという香川さんですが、傷跡が受け入れられたのは手術を受けたからではないと言います。

香川あさみさんのケース

「数年前に、大手美容外科で、傷跡の盛り上がり部分をCO_2レーザーで削る手術を受けました。1年ほどで治るかと思っていましたが、自分の術後のケアが悪かったのか、何年も炎症が引かなかったんです。炎症を止めるためにステロイドを塗って包帯を巻く日々が3～4年は続いたと思います」

当時、うつ状態が続き自宅に引きこもることが多かった香川さんは、傷跡が治らないストレスも相まって自己嫌悪に陥っていきました。

「私はもうきれいな腕に戻ることは無理なんだな、自分は一生このままなんだって思いました」

香川さんが自傷行為を始めたのは、学生時代の頃にまでさかのぼります。もともと家族仲が悪く、自分の気持ちのコントロールがうまくいかず人間関係に悩んでいた香川さんにとって、自傷行為は溜まったストレスを発散してくれる、ある種の自己管理術でもありました。

なんとか学校を卒業し、実家を出て成人した香川さんでしたが、環境を変えてもその問題はついて回ります。

恋人ができても関係性に悩み、自傷行為に頼る日々。自分を傷つけるたびに相手との距離が生まれ、その寂しさを埋めるために自傷行為におよぶ、負のスパイラルが起きていました。

「決定的だったのは、唯一の心のよりどころだった仕事に行き詰まったことです。家にも居場所がない、恋人ともうまくいかない。だから職場は、自分はちゃんとやれるんだって確かめられる唯一の場所でした。でも、配属が変わっていままでとは違うことが求められるようになると、だんだんおかしくなっていきました。帰る家もなく、人ともうまくいかない。仕事もダメなら、私はなんのために生きているんだろう。職場に居場所がなくなると、恋人との関係ももっとこじれていって、自己嫌悪が募っていきました」

次第にうつ状態が悪化し休職して自宅療養を開始するも、自傷行為はますますエスカレート。結局、退職せざるを得なくなり、重いうつ状態で、何年も外に出ることもままならなかったと言います。

このままではいけない。人間関係のトラブルが減り自傷頻度が落ち着いていたこともあり、香川さんは社会復帰のためにもレーザー治療を受けることにしました。しかし、予後が悪くコンプレックスは改善しませんでした。

「手術を受けたことで、周りからはやけどの跡だと思われるようになりました。でも、傷が治ってからもずっとコンプレックスでしたね。いつも長袖のパーカーを着て隠して、どんなに暑くても人前では絶対に脱ぎませんでした」

手術を経ても変わらなかった香川さんの強烈な自己否定感を和らげてくれたのは、なんだったのか。

それは生き延びてきた年月だったと言います。

「もうずっと、自分に対して嫌悪感があってどうしても拭えなかったけど、年齢を経ることでそれも変わってきたと思うんです。昔は、人からどう見られるのかをいつも気にして、自分で自分を否定してました。矢印が自分に向きすぎていたんです。こうありたい自分がいて、そのギャップを埋めようとして、失敗してもっと自分が嫌いになる。でも、いまの歳になって、人は自分のことをそこまで見てないし気にしてないって、ようやく思えるようになったんです」

「自傷行為の跡があることを当時付き合っていた人に告白したことがあるんです。

そのときは手術した後でしたけど、長袖で隠してました。それで相手から『こんなに暑いのに脱がないの？』って聞かれて、理由を伝えたんです。それでちょっとだけ手術した跡を見せると、拍子抜けした顔をして『え？　大丈夫だよ、やけどの跡にしか見えないよ』って言ってくれたんです」

「あれ、そんなふうに見えるの？　と思って、試しに人前で半袖で過ごしてみました。最初は何を言われるのかと緊張しましたけど、傷跡について何も言われなかったんです。なんだ、人って何も見てないし気にしてないのねって、それで私も気にしなくなっていきました」

「不思議なことですけど、いまよりずっと若い頃のほうが年齢にとらわれてましたね。この歳なら恋人がいて、仕事をしてこれぐらい稼いで、この年齢までには結婚しているべきって、自分を追い込んでいたように思います。でも、30代後半になったいま、この歳だからどうあるべきとかまったく思わなくなりました。自分がやりたいことをするのに忙しいから、人からどう見られてもかまわない」

年齢を重ねることで自分を許せるようになってきた香川さんは、いまは傷跡を隠さずに生活しています。もし昔の自分に会えたなら何を伝えたいかと聞くと、こう答えてくれた。

「何か伝えるというよりも、常識とか平均とかそういうものを取っ払う人としてそばにいたい。同世代の友人でも、こうするべき、こうあるべきって言いがちじゃないですか。だからこそみんなと同じになれないって悩んでしまう。でも、人と比べなくていいし、同じようになんてならなくていい。実際、私はそうやって生きてこれたよ、大丈夫だよって体現してあげたい」

治療を始めたら半袖時間を増やしてみる

手術などの治療を受けた後は、徐々に半袖になる時間を長くすることをお勧めします。

多くの患者さんは半袖を着られなくなってから何年も、時には何十年も経っています。半袖を着るのは長年の夢でもありますが、同時に、肌を出すことに対してかなりのハードルを感じているのではないでしょうか。

ですから、**慣らし期間が必要**です。まず最初は電気を消した自分の部屋で半袖を着てみましょう。自分自身が半袖になったり皮膚を出すことに慣れることが肝要です。

次に夜中に、少し遠いコンビニまで買い物に行ってみましょう。

近場だと顔を知られているかもしれませんから、ちょっと遠くの店舗に行くのがお勧めです。

人目に触れるのに抵抗があるなら、シースルーの透ける素材の服を着たり、ファンデーションを塗って行ってもいいかもしれません。

レジで商品を買う際に、店員の人の反応にちょっとだけ目を向けてみてください。多くの場合、何も言われたりもせず気にもとめられないでしょう。この**周りの反応**

を自分の目で見て確かめることが、もっとも重要です。

人前で肌を出すことへの不安に効くのは「他人の実際の反応」です。手術を受けて、医者が「自傷痕には見えないですよ」といくら言っても、患者さんはそう簡単に腕を出してみようという気持ちになりません。

何より、治療後すぐはきれいになったと感じても、自分の体を見慣れてしまうことで、「自分はよくなったのだ」と変化を実感できなくなる恐れもあります。

ですから、実際に人の視線に触れることが重要になってくるのです。

深夜のコンビニで買い物することが平気になってきたら、家族や友人、パートナーと、肌を見せる対象を徐々に広げてみましょう。

段階を踏むことで、アルバイト先や職場などでも肌を出せるようになっていきます。

傷跡を別の傷に変える最終手段「戻し植皮®」

傷跡を別の傷に見せるにはもうひとつ方法があります。それは戻し植皮®という治療です。

これは、レーザーで傷を削るのではなく、傷のある皮膚表面を剝《は》がし90度回転させて位置を変え、もう一度その患部に縫い直すという手術です。移植する際、傷跡の盛り上がり部分も削って縫い直すため、でこぼこが目立たなくなり、よりメイクでカバーしやすくなる副次的な効果もあります。

もともとあった傷の向きを変えているだけですが、傷の方向性や規則性がわからなくなることで、人の目にはそれが刃物の跡だと判別できないようになります。やけどの跡や擦り傷のように見えることが、この治療の一番のメリットです。

切り傷もやけども似たような傷跡ではないかと思われるかもしれませんが、人に与える印象はまったく異なります。どうも、自傷行為の傷跡を見ると人はそこに意図的なものを感じ、「個人の意思でしたことだ」と峻別《しゅんべつ》しているようなのです。
おそらくこの感覚こそが「自分の意思で行った＝この人自身に何か問題がある」と思わせてしまう要因ではないかと思います。

この意図性を別の傷に見せることでなくすのが、この治療の目的です。事故などによる怪我の場合、何かの外部要因に巻き込まれただけで、本人に何か問題があったとは思われないでしょう。
傷跡として残ることに変わりはありませんが、それが与える社会的なインパクトを大きく転換することができます。

それでは詳しく手術の方法を見てみましょう。

最初に傷跡を治したい箇所をマーキングした後、その部位に局所麻酔を打ちます。麻酔により、手術中もほとんど痛みは感じません。
電動ダーマトームという専用の器具で表皮の部分を採取し、でこぼこのある部分を平らにします。

この際、表皮の部分を採取しているため、その下にある神経や血管には触れておらず、ほとんど出血はしません。採取した皮膚を90度回転させて、患部に貼り直していきます。

縫い合わせるときは手縫いやステープラーというホッチキスを使い分け、丁寧に移植していきます。

皮膚をすべて縫合したら手術は終了です。手術動画はYouTubeで見ることができますので、興味がある方、手術などの動画が大丈夫な方はご覧ください。

・【第4弾：戻し植皮を解説 手術シーンを大公開！】形成外科きずときずあとのクリニックにおけるリストカット跡の治療について
(https://youtu.be/NAxKOSwoIIo?si=eN8keTkHZtVJ90vq)


縫い合わせた皮膚がズレないように、ガーゼとギプスで固定します。傷跡が小さい人であれば3日程度、傷跡が大きい方であれば1週間程度の固定が必要です。

手術した当日は少しズキズキするような痛みを感じる方もいますが、痛み止めで十分和らげられる範囲内です。腫れと痺《しび》れは翌日から軽快します。

ギプスをしている期間は、着替えやパソコンを打つ動作などがしにくくなり、日常生活に制限が生じますので、工夫が必要です。

腕の上げ下ろしをしなくても済むように高いところにある物は床に下ろしておいたり、着脱しやすい服を用意したりと、腕を極力使わなくて済むように事前のシミュレーションをして準備しておきましょう。

手術としては、これまで見てきたもののなかでもっとも大掛かりなものになります。加えて、手術費用も数十万〜200万円前後と高額です。

しかし、そのぶん、患者さんの満足度は高く、人生が激変したと実感される方も多い手術です。

つらかった時期を清算して生きていく

津原《つはら》さくらさんは、戻し植皮術を受けたひとりです。

彼女は手術を受け、「ようやくつらかったあの日々を卒業できた」と晴れやかな顔で語ってくれました。

津原さくらさんのケース

津原さんが自傷行為を始めたきっかけは、中高一貫校への入学時にまでさかのぼります。中学生1年生のとき、同じクラスの同級生とのトラブルになったことをきっかけに、激しいいじめが始まりました。

学校に通うことに限界を感じた津原さんは親や教師に助けを求めましたが、その思いは受け止められませんでした。

「学校には行けないと言うと、学校側からは『不登校になるなら退学させるしかない』と告げられました」

最後の頼みの綱として母親に相談するも、母親がいの一番に守ろうとしたのは津原さんの安全ではなく、内申書の申し送りでした。

「自分で希望して入った学校なのだから行ってほしいと言われました。退学なんて困るし、世間体が悪い。そういう焦りが私にも伝わってきました。自分で選んだ学校だし……。だから、当時の自分には、学校に通う選択肢しかなかったんです」

学校に行っても誰からも無視され、手を変え品を変え、いやがらせやいじめは続きました。限界寸前のストレスを解消するため、津原さんは自傷行為を始めました。

「やったその瞬間はスーッとしました。ほんのちょっとだけ呼吸が楽になるような、爽快感がありました。でも、胸がすくのは一瞬だけ。またすぐにつらい現実が目の前に戻ってきて、効果は長くは続かないことはわかってました。でも、他にどうしようもなかったんです」

津原さんが現状を耐えしのぶたびに傷は増えていきました。高校を卒業する前日までそれは続き、卒業して以降はスパッとやめられたと言います。学校でのストレスという明確な原因がなくなったことが要因でした。

その後、就職して給与が安定的に得られるようになると、本格的に傷跡の治療を考え始め、もっとも変化がありそうな戻し植皮の手術を受けることにした。

「手術後、痛みは感じませんでした。術後は2週間ほどギプスをしていましたけど、仕事は在宅に切り替えたため人の目に触れる機会も少なく、出社した際もやけどをしたと言えばそれ以上は何も聞かれませんでした。唯一、困ったのはギプスで片腕が使えないため、もう片手だけでキーボードを打たなくてはいけなかったことぐらい」

変化はギプスを外してからすぐに感じたと言います。

「ギプスが取れて初めて術後の自分の腕を見たとき、きれいになっていると感じました。そこから毎日薬を塗り包帯を巻き直す生活が始まりましたが、包帯を外すたびに傷がきれいになっていくことが、とても嬉しかったです」

津原さんは傷跡をよりきれいにするため、手術を受けてから半年ほどエンビロンという傷跡治療に使うクリームを塗り続けています。

手術を受けてからもうすぐ1年。傷跡が完成形になりつつあるいま、傷跡を見てどう感じているのでしょうか。

「私のなかであの出来事はなかったことにはなりません。やったことも傷跡として残っていますし。でも、傷跡を変えたことで過去を清算できたと思います。あの日々はもう終わったこと。だからこれからは気にせずに生きていきたい」

これからはおしゃれを楽しみたいと、いまから着る服を考えている津原さんに、傷跡で悩む人に何か伝えたいことはあるかと聞くと、こう答えてくれました。

「私は治す道を選びましたけど、治療を受けない選択肢もあると思います。自分なりに納得できる方法があればそれが一番いいと思います。傷跡があってもおしゃれを楽しんでいいし、自分はこれでよかったんだと思えるなら、それが正解だと思います」

後悔するかもしれないけど一歩踏み出す

傷跡の治療には決断が欠かせません。しかし、実際には手術をした後も迷いを感じている人もいます。本書の締めくくりとして、治療した後の後悔を考えるために、西山佳奈《かな》さんの体験談をご紹介します。

西山佳奈さんのケース

西山さんが自傷行為を始めたのは30代からです。きっかけは立て続けに起きた自分の子どもの死でした。

当時、医療従事者として現場でバリバリ働いていた西山さんは、若くして結婚し20代前半で最初の子どもに恵まれました。

しかし、幸福な日々から一転。生まれた息子さんは幼少期に突然、不慮の事故で命を断たれてしまいます。

「何年も現実を受け止められなかったです。だから、お腹のなかに次男がいるってわかったとき、本当に嬉しかった。今度こそは、絶対に、絶対に守り通すんだって固く決めました」

息子さんは努力の甲斐《かい》もあって順調に成長しましたが、物心がつく頃に突然の病が発覚します。西山さんは、仕事を投げ打って付きっきりで看病にあたりましたが、その努力も虚《むな》しく息子さんは他界してしまいます。

自身が医療従事者ということもあり、西山さんは自分を深く責めました。

「人の命を守る仕事につきながら、自分の子どもは守ってあげられなかった。死にたいとは思わない。ただ、子どもたちを守ってあげられなかった自分を殺したい。そう思ったら、気がつくと両腕をズタズタに切り刻んでいました」

それでも気持ちが収まらず大好きだった仕事にも行けなくなった。自分がおかしくなってしまったことはわかっていたが、病院に行く気力も湧かなかったと言います。

ふと横を見ると、旦那さんも尋常ならざる落ち込みようで、このまま自分といると二人ともダメになると悟った西山さんは、別れを切り出しました。

西山さんは復職し、一心に仕事に打ち込むことで、子どものことや失った温かい家庭のことは考えないよう封印していたと言います。

「私にとって、傷跡は子どもを助けられなかった証、自分で守ってあげられなかった烙印でした。だから傷跡を消すなんて考えられなかった。自分の罪を忘れてはいけないから。でも、傷跡を見ると、子どものことを苦しく思い出してしまう。いつも思い出すのは、あの子たちが死んだ瞬間のことばかり」

傷跡が子どもの死を持って罪を知らしめる反面、死ぬその瞬間までは懸命に生きていたことを思い出しにくくなっていたのです。

道端の花を見つけて楽しそうにはしゃいでいた姿、大好きなおもちゃを見て口いっぱいに笑っていた姿、初めて歩いて転んで大泣きしていた姿。

楽しかったこと嬉しかったことはいっぱいあったのに、思い出すのはいつも「死」でしかない。

愛しい子どもを苦しく思い出すのは本当にいいことなのか。このままでは子どもの可愛い姿を忘れてしまうのではないか。自問自答の日々が続いたと言います。

「自傷行為は、自分が子どもを守ってあげられなかった悔しさからしたこと。結局、子どものためというより、自分が苦しくてやったことだから治療を受けてもいいのか迷いました。でも、亡くした息子たちのことをいい形で思い出してあげたいと思ったんです」

西山さんは戻し植皮術を受けることにしました。傷が両腕の広範囲に及ぶため、複数回にわたって手術を受ける必要があります。1回目の手術を受けたいまなお、傷跡を消してもいいのか、自問自答は続いていると言います。

「傷跡は一生抱えて生きていくべきで、自分だけが楽になっていいのかといままでも後ろめたく思います。治療が終わるのは先だし、全部手術が終わったときにどう思うのかわからない。でも治療を受けるごとに、もう苦しまなくてもいいのでは、という光も見えてきました」

西山さんの気持ちはまだまだ揺らいでいる最中。もしかしたら、その揺らぎには何か結論の出るものではないのかもしれません。

それでも、手術を受けるたびに大きくなっていく光の差すほうへ、西山さんは一歩、また一歩と進んでいきます。

※7　Whitaker, D. C. & Smith, A. C. :A caution in the evaluation of scar revision. J. Am. Acad. Dermatol.,28:269～270, 1993.

おわりに

本書の執筆に際し、たくさんの方々にご協力いただきました。

まずは、心のうちのもっとも柔らかな部分をえぐるような経験を、他に悩む人のためになるなら、と打ち明けてくれた患者さん、元患者さんたち。彼女・彼らの協力なしには、その心のひだに迫ることはできなかったと思います。

あなたたちから紡ぎ出された「言葉」がここまで導いてくれました。

また、本書では直接触れませんでしたが、戻し植皮などの技術に関して、日本医科大学形成外科の小川令先生には多大なるアドバイスをいただきました。

小川先生の自傷患者さんへの接し方はいまのクリニックの診療スタイルに受け継がれています。傷跡の治療という難関を乗り越えるための礎《いしずえ》を築いてくださったのは小川先生だと思います。

次に、松本俊彦先生には、私の知見には足りない精神科領域からの貴重なアドバイスをいただき、精神科と形成外科という領域をまたいだ治療を可能にしてくれました。

松本先生のご協力がなければ、本書は生まれなかったと思います。

そして、「きずときずあとのクリニック」で働いてくれている医師、看護師、受付事務や秘書、バックオフィスのメンバーの方々。

自傷行為を形成外科の領域で診るという挑戦的な試みが成立しているのは、みなさんの「患者さんをよりよくしたい」という確かな情熱と深い理解に支えられているからこそです。

最後に、本書のプロデューサー・ライティングを務めてくれた遠山怜さん。

自傷行為の本を出したいという思いから生まれたこの企画でしたが、この困難な道のりは遠山さんと一緒でなくては乗り越えられませんでした。私が語ることを丁寧に、そして読者に伝えられるように言葉を紡ぎ出してくれるその力を尊敬しています。

本書に協力いただいた患者さんにも丁寧に向き合い、ひとりひとりの言葉にならない言葉を聞き届け、形にしてくださいました。心から感謝します。

また、いつも仕事ばかりの自分を支えてくれる妻と子どもたちにも感謝します。

そして最後に、勇気を出して本書を手に取ってくれた読者のみなさん。

この本はあなたのために生まれ、あなたが先を進むために書かれました。本書を作るすべてのモチベーションは、読者であるあなたにありました。

2024年8月

村松英之

村松英之（むらまつ・ひでゆき）

形成外科医、きずときずあとのクリニック豊洲院 院長。昭和大学卒業。昭和大学形成外科学教室に入局、前橋赤十字病院形成外科、KK Women's & Children Hospital Plastic Surgery,Singaporeに勤務。2017年、「きずときずあとのクリニック豊洲院」を開院し、のべ1万5000人（うち自傷痕の治療1031人）の治療を行う。2022年、リストカットをはじめとした自傷行為に対する正しい知識を啓発するため、日本自傷リストカット支援協会を設立。

著者エージェント：遠山 怜（penlight）
https://penlight.me/

自分《じぶん》を傷《きず》つけることで生《い》きてきた
自傷《じしょう》から回復《かいふく》するための心《こころ》と体《からだ》の処方箋《しょほうせん》

2024年10月2日　初版発行

著者／村《むら》松《まつ》英《ひで》之《ゆき》

発行者／山下 直久

発行／株式会社KADOKAWA
〒102-8177　東京都千代田区富士見2-13-3
電話　0570-002-301（ナビダイヤル）

印刷所／大日本印刷株式会社
製本所／大日本印刷株式会社

●お問い合わせ
https://www.kadokawa.co.jp/（「お問い合わせ」へお進みください）
※内容によっては、お答えできない場合があります。
※サポートは日本国内のみとさせていただきます。
※Japanese text only

定価はカバーに表示してあります。

ISBN 978-4-04-607179-8　C0030